SOPHIE WINKLER
SOPHIA BOTANIKA

SPORTLICH unterwegs mit WILDKRÄUTERN

NATÜRLICHE REZEPTE & ANWENDUNGEN
ZUR STÄRKUNG & REGENERATION

Servus

— Inhalt

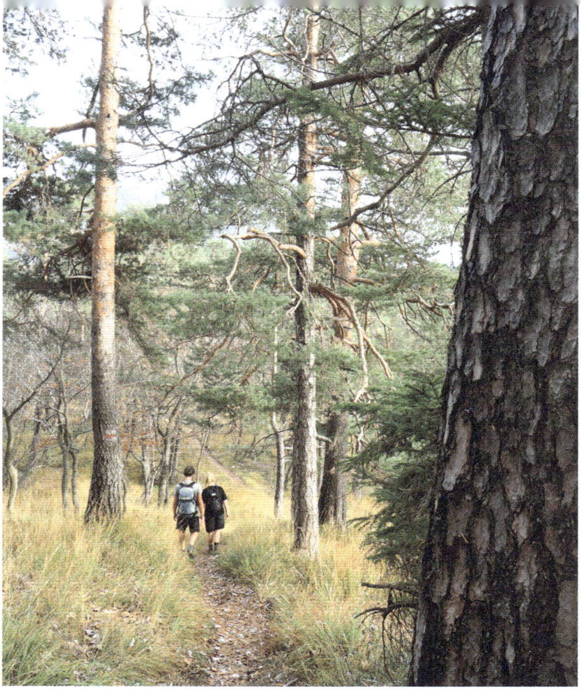

WILLKOMMEN IN DER WILDNIS

IM VORHINEIN (PRÄVENTIV) – IDEAL VORBEREITET

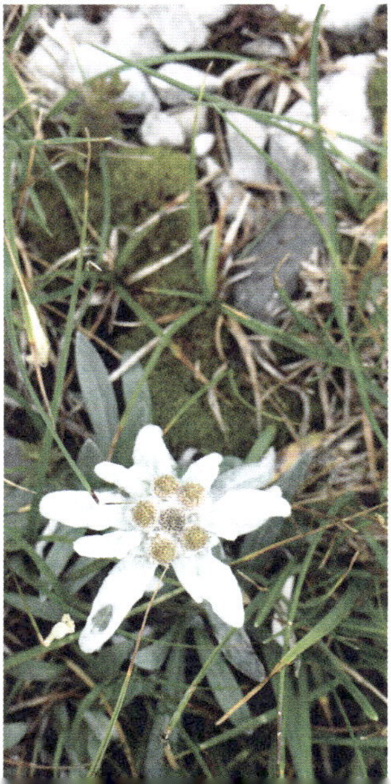

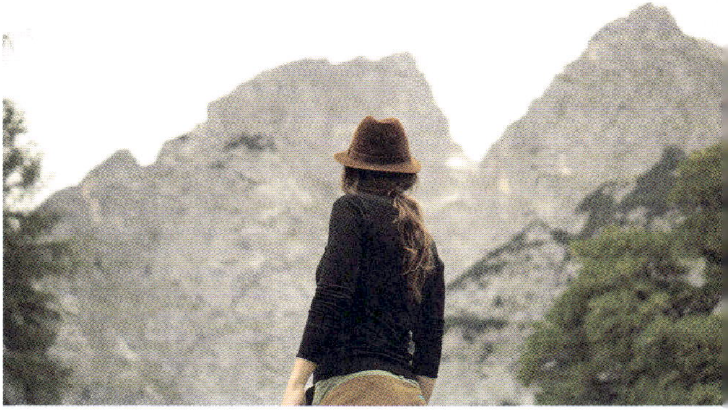

UNTERWEGS (AKTIV ON TOUR) – DIE PERFEKTE BEGLEITAUSRÜSTUNG

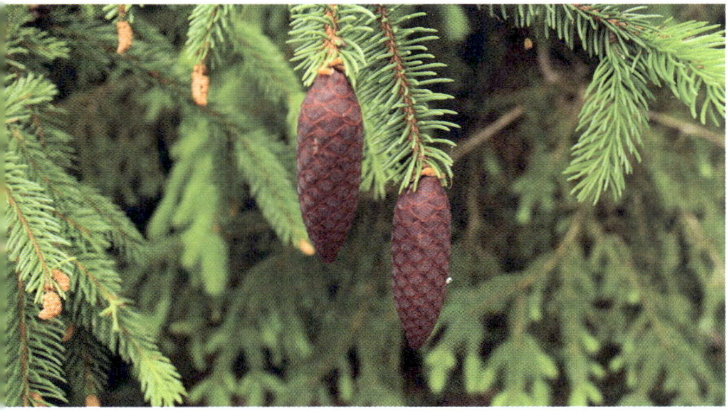

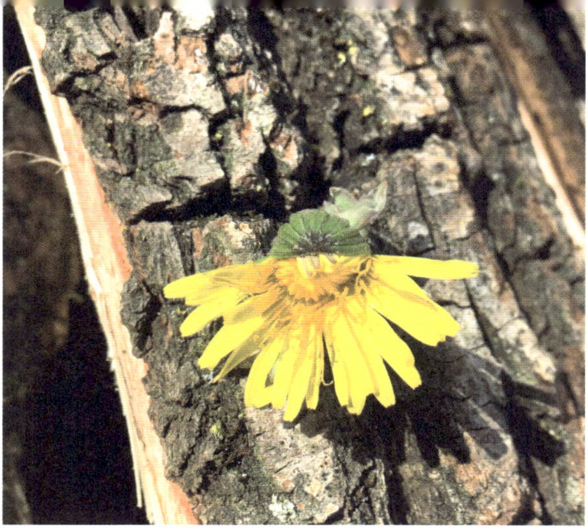

IM NACHHINEIN (REGENERATIV) – FÜR ALLE FÄLLE DANACH

— Vorwort

EIN PLÄDOYER FÜR WILDES

Wildpflanzen üben eine große Faszination auf mich aus. Es ist die Ursprünglichkeit der Natur, die uns umgibt und die wir uns ganz einfach zunutze machen können – wenn wir sie nur kennen und uns über ihren Wert bewusst sind.

Egal, welchen Zugang zur wilden Natur man findet – für mich bildet die Wertschätzung dessen, was uns schon immer umgibt und unseren natürlichen Lebensraum darstellt, die Basis. Denn die Natur ist so großartig entworfen und perfekt dafür ausgestattet, uns in vielen Lebensbereichen auf erstklassige Art und Weise zu unterstützen.

Mit einer Unmittelbarkeit können wir uns der Schätze, die uns umgeben, bedienen. Sei es, dass wir direkt am Wegesrand von aromatischen Pflanzen kosten oder sie verarbeiten, sodass sie uns nicht nur nähren, sondern auch heilen und pflegen können. Diese direkte Auseinandersetzung mit dem Wilden verströmt für mich ein Gefühl der Freiheit.

In der Natur sportlich aktiv zu sein ist aus meiner Sicht die beste Kombination von Training und Naturerlebnis. Denn in meinem Fall ruft der Berg nicht nur nach mir, sondern flüstert mir dabei noch ins Ohr: „Schau, was hier Tolles wächst." Und ich bin mir sicher, vielen geht es ganz ähnlich. Mit diesem Buch möchte ich genau diesen Blickwinkel beleuchten und die vielfältigen Möglichkeiten, die uns Wildkräuter bieten, aufzeigen – damit das sportliche Naturerlebnis endlich voll abgerundet werden kann.

Die wilde Natur ist so großartig. Sie ist einfach da. Da für uns. Wir müssen sie nur kennen und neu schätzen lernen. Also komm mit raus!

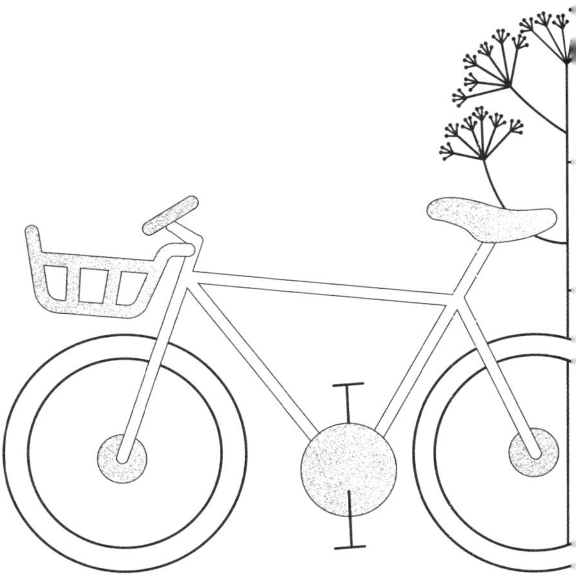

— Einleitung

Als enthusiastische Outdoor-Sportlerin ist für mich Bewegung in der Natur der beste Ausgleich zum Alltag. Ich liebe es, das bewusste Naturerlebnis mit sportlicher Betätigung zu verbinden. Dabei gibt es viele Gelegenheiten, bei denen wir uns die Natur und ihre Kräuter zunutze machen können: im Vorhinein (präventiv), währenddessen (on tour) und im Nachhinein (regenerativ).

Präventiv widmen wir uns vor allem den Bereichen Ernährung und Stärkung von Muskeln, Sehnen & Bändern. Da fast alle Wildkräuter auch Heilpflanzen sind, können sie nicht nur toll in die Nahrung eingebaut werden, sondern bergen auch großes Potenzial darin, Krankheiten vorzubeugen!

Unterwegs können wir uns Kräuter zur Stärkung zunutze machen, als Erste-Hilfe-Mittel einsetzen oder als Schutz gegen Insekten und die Sonne anwenden.

Regenerativ können Kräuter zur Muskelentspannung, zur Wundbehandlung, -heilung, bei Venenbeschwerden und Krampfadern oder auch bei Schwellungen und Verstauchungen eingesetzt werden.

Da Kräuter also auf vielfältigste Weise verwendet werden können, findet eine ständige Überschneidung der Bereiche „nähren, heilen und pflegen" mit Kräutern statt. In diesem Buch werden zu all diesen drei Teilbereichen konkrete Infos, Rezepte und Anleitungen weitergegeben.

Wer gerne in der Natur unterwegs ist, möchte bestimmt auch besser über sie Bescheid wissen und Anregungen erhalten, wie sich Kräuter in einen aktiven Lebensstil einbauen lassen. Dieses Buch soll einen Beitrag dazu leisten, die leider oft verloren gegangene Verbindung zur Natur wiederherzustellen, das ungeahnte Potenzial von heimischen Wildkräutern aufzuzeigen und die vielen Möglichkeiten der Anwendung von Kräutern darzustellen.

Aber Achtung – nach dem Lesen dieses Buches wird man die Natur mit anderen Augen sehen und so kann es dann schon mal vorkommen, dass die nächste Unternehmung um einiges länger dauert als geplant …

**Bitte die Sicherheitshinweise am Ende des Buches in puncto professionelle ärztliche Versorgung und zur Verwendung von ätherischen Ölen beachten!*

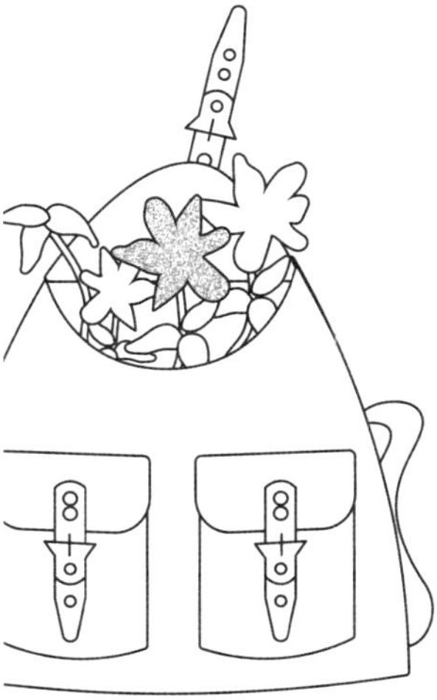

Willkommen in der Wildnis

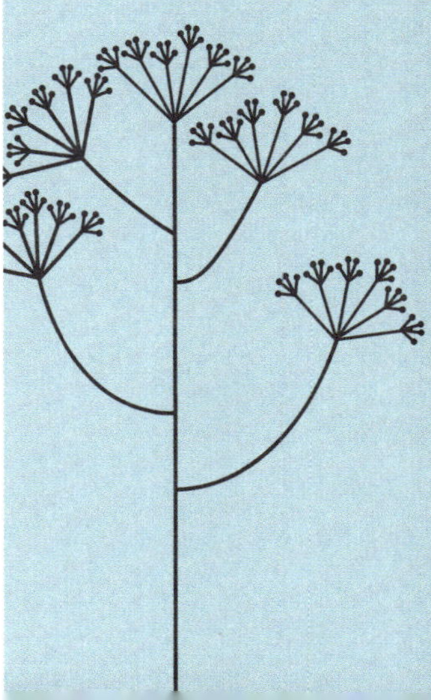

— Wildkräuter richtig sammeln und verarbeiten

Timing ist alles. Zum Kräutersammeln sollte man am besten einen trockenen Tag wählen. In puncto Tageszeit eignet sich der späte Vormittag, wenn die Kräuter nicht mehr mit Tau bedeckt sind. Ab Mittag bis zum frühen Nachmittag besitzen die Pflanzen aufgrund der Sonneneinstrahlung die meisten Inhaltsstoffe. Idealerweise sollte es 1–2 Tage davor nicht geregnet haben. Bei lang anhaltenden Regenfällen und andauernder Trockenheit kann der Wirkstoffgehalt der Kräuter vorübergehend etwas eingeschränkt sein.

Beim Sammeln sollte man nur pflücken, was man wirklich kennt, denn es gibt auch in Europa einige wirklich giftige Pflanzen wie zum Beispiel den Eisenhut, den Gefleckten Schierling, die Herbstzeitlose, den Fingerhut, die Tollkirsche und noch so manche mehr. Wer tiefer in die Welt der Wildpflanzen eintauchen möchte, sollte auf jeden Fall ein Bestimmungsbuch besitzen, damit die Kräuter klar identifiziert werden können. Es macht auch Sinn, sich die Kräuter von Kundigen erklären und zeigen zu lassen – mittlerweile werden viele lokale Kräuterspaziergänge und Workshops angeboten, bei denen wertvolle Informationen und Anleitungen weitergegeben werden. Besonders für Neulinge macht es Sinn, sich hier allmählich vorzutasten, zuerst mal mit ein paar Klassikern zu starten und sich dann nach und nach mit weiteren Kräutern auseinanderzusetzen. Da die Kräuter über die gesamte Vegetationsperiode etwas anders aussehen, lohnt es sich, diese übers ganze Jahr zu beobachten, um die verschiedenen Stadien vom ersten Austreiben der Pflanze bis zum Verblühen und deren Frucht- und Samenbildung kennenzulernen.

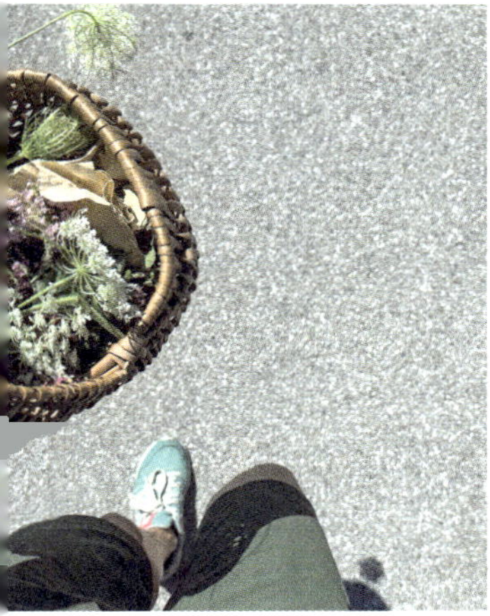

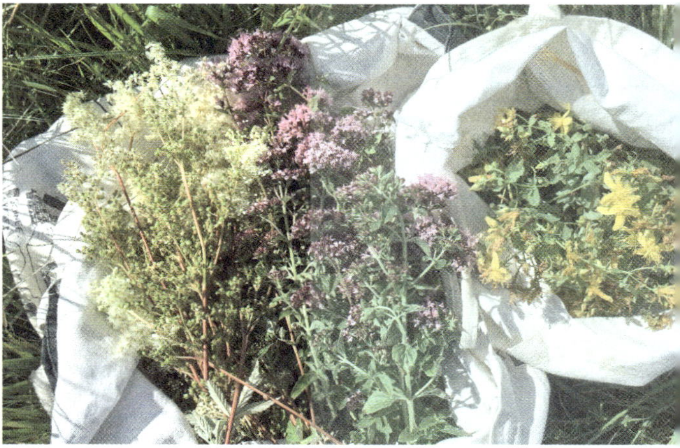

Bei der Auswahl der Sammel-Orte sollte man am besten ein paar Regeln beachten. Gehe ein paar Schritte abseits vom Weg in die Fläche hinein und bei hochwachsenden Pflanzen empfiehlt es sich die höheren Pflanzenteile zu sammeln. In der Nähe von bewirtschafteten Feldern sollte man nicht sammeln, da dort häufig Chemie zum Einsatz kommt (z. B. Getreidefelder). Eine gute Möglichkeit ist es, im Wald oder an Waldrändern zu sammeln, jedoch fernab der viel begangenen Hundegassi-Runden. Bitte auch darauf achten, ob man sich auf Privatgrund befindet, und immer vorher um entsprechende Erlaubnis fragen.

Vor dem Sammeln sollte man sich erkundigen, welche Pflanzen in der Gegend geschützt sind – dies kann oft regional sehr unterschiedlich ausfallen. In Nationalparks und Naturschutzgebieten darf gar nicht gesammelt werden!

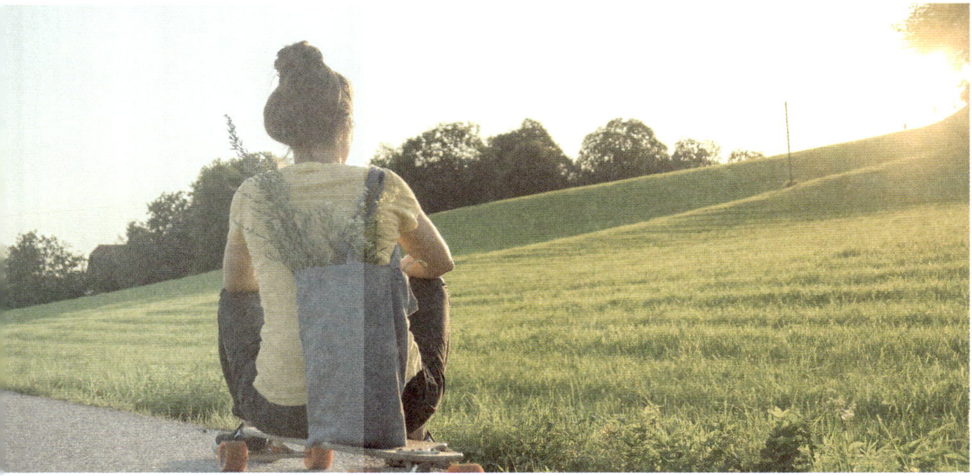

Als Sammelausrüstung eignen sich luftdurchlässige Stoffbeutel oder Körbe, damit die gefundenen Schätze nicht zerdrückt werden. Wer Kräuter sammelt, die nicht direkt getrocknet werden, sondern sich z. B. für Salat frisch halten sollen, der nimmt einfach ein verschließbares Gefäß und legt es mit feuchtem Küchenpapier oder einem feuchten Stofftuch aus, so bleiben die Kräuter im Kühlschrank für ein paar Tage frisch. Wer Wildkräuter zum Essen sammelt, sollte vorwiegend jüngere, weichere Blätter wählen. Sie schmecken besser als ältere ausgewachsene Blätter. Mit einem kleinen Sammelmesser oder einer Kräuterschere ist man in der Wildnis gut „bewaffnet" und hat man sich vorgenommen größere Mengen an Brennnesseln zu sammeln, kommt man mit Handschuhen schneller voran. Wer nach Wurzeln gräbt (von Herbst bis in den Vorfrühling, wenn sich der oberirdische Teil der Pflanzen zurückgezogen hat), der sollte eine kleine Schaufel im Gepäck haben, um tief genug unter die Oberfläche zu gelangen und die Wurzel nicht gleich abzureißen. Die Sammelstelle sollte immer so verlassen werden, dass keine offenen Löcher zurückbleiben und man nicht erkennt, dass hier ein Eingriff vorgenommen wurde.

Bitte immer achtsam sammeln und nur so viel wie unbedingt benötigt mitnehmen. Als Sammelregel gilt: „Äpfel sammelt man im Kübel, Kräuter im Korb und Knospen im Fingerhut." Dabei sollte natürlich auch auf andere Bewohner der Natur wie Insekten, Tiere und die Pflanze selbst Rücksicht genommen werden. Und bitte nie von Pflanzen ernten, die alleine stehen, damit diese sich gut entwickeln und vermehren können. Blätter von Bäumen und Knospen immer von unterschiedlichen Ästen pflücken, damit das Wachstum nicht gehemmt wird und eher nur von den Seitentrieben. Bei der Verwertung der Kräuter kann sehr nachhaltig vorgegangen werden. Nicht verwendete Teile nicht gleich wegschmeißen! Aus diesen lassen sich noch köstliche Wildkräuterpestos machen oder man verwendet sie in Smoothies oder als Badezusatz.

Wer Bedenken wegen des Fuchsbandwurmes hat, der kann hiermit beruhigt werden, denn die Gefahr wird überschätzt. Die Erkrankung tritt sehr selten auf und gefährdet sind vor allem landwirtschaftlich Tätige, die die Eier des Fuchsbandwurmes beim Pflügen einatmen könnten, oder Haustierbesitzer, deren Tiere damit in Kontakt gekommen sind. Wer trotzdem vorsichtig bleiben möchte, sammelt Pflanzen über der Kniehöhe. Allgemein sollte man Sammelgut immer vor dem Verzehr waschen und Wildfrüchte ggf. kurz auf über 100 Grad erhitzen. Also: Traut euch, wild zu sein!

Die Welt der Wildkräuter kennenzulernen, macht großen Spaß. Also scheut euch nicht davor, euch ein wenig mit den verschiedenen Pflanzen und ihren Nährstoffen auseinanderzusetzen. Um das neu gewonnene Wissen gut abzuspeichern, macht es Sinn mit ein paar wenigen Kräutern zu starten und das Sammel-Portfolio langsam auszuweiten. Jeder Körper ist unterschiedlich und deshalb sollte man beim Verzehr von diesen natürlichen Kraftpaketen auch immer darauf achten, es nicht zu übertreiben und zu spüren, was einem guttut.

Nach dem Sammeln geht es an die Konservierung der Kräuter. Die einfachste Methode ist das Trocknen – doch auch hier sollte richtig vorgegangen werden: Die Kräuter vorher nicht waschen (außer Wurzeln), denn es soll ja Wasser entzogen werden und die Trocknung soll so rasch wie möglich erfolgen. Die Lufttrocknung sollte im Schatten, an einem gut durchlüfteten Ort – keinesfalls in der direkten Sonne (außer Wurzeln) – passieren. Die gesammelten Schätze idealerweise nicht zerkleinern, damit keine Öldrüsen aufgebrochen werden und dadurch die Qualität vermindert wird. Wenn das Sammelgut raschelt, ist das in der Regel ein gutes Zeichen, dass die Kräuter wirklich vollständig getrocknet sind.

Bei der Verarbeitung der Kräuter kann auf unterschiedliche Art und Weise vorgegangen werden. Je nachdem, welche Wirkstoffe aus den Kräutern gewonnen werden sollen, kommen hier verschiedene Verfahren zum Einsatz. Die Tinktur löst einen Großteil der wasserlöslichen, aber auch wasserunlösliche oder schwerlösliche Stoffe wie ätherische Öle. Ein Ölauszug dagegen löst vorwiegend die fettlöslichen Bestandteile – dieser kann mittels Warm- oder Kaltauszug gemacht werden. In den Rezepten

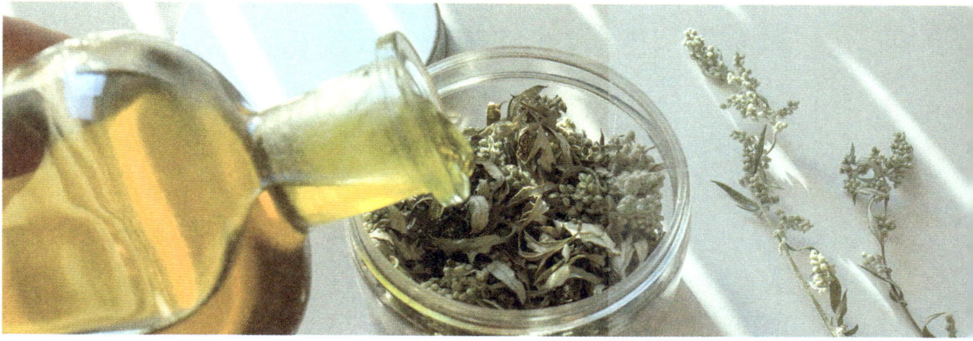

in diesem Buch können beide Varianten zum Tragen kommen. Die gewonnene Substanz wird als Mazerat bezeichnet.

GRUNDSÄTZLICHE HERSTELLUNG EINER TINKTUR

Der Name „Tinktur" entstammt dem Lateinischen (tingere = färben) und bezeichnet Pflanzenauszüge aus getrockneten Pflanzen. Extrakte aus frischen Pflanzen werden Frischpflanzenauszüge genannt – der Einfachheit halber beschränkt sich die Ausdrucksweise in diesem Buch allerdings auf die Formulierung „Tinktur" und gilt somit für getrocknete Pflanzen gleichermaßen wie für Frischpflanzen.
Für die Herstellung einer Tinktur das Pflanzengut leicht zerkleinern und in ein verschließbares Glas geben. Mit Alkohol auffüllen und darauf achten, dass keine Pflanzenteile herausragen. Grundregel bei getrockneten Pflanzen: 1 Teil Pflanzengut, 5 bis 10 Teile Alkohol – bei frischen Pflanzen ca. 1 Teil Pflanzengut, 2–5 Teile Alkohol. Als Alkohol eignet sich je nach Verwendungszweck Korn (ca. 40 %), Obstler, Wodka oder Gin. Für härtere Pflanzenteile wie Wurzeln wird ca. 70-prozentiger Alkohol verwendet. Nach ca. 3 Wochen abseihen. Lichtgeschützt und gut verschlossen lagern und innerhalb von 1–3 Jahren aufbrauchen.

GRUNDSÄTZLICHE HERSTELLUNG EINES ÖLAUSZUGES

Dafür gibt es zwei verschiedene Methoden, je nachdem, wie viel Zeit man zur Verfügung hat:

A) Die erste Methode und mein Favorit ist ein Kaltauszug, da dieser schonender ist. Dafür werden die Blütenblätter oder das leicht zerkleinerte Pflanzengut in ein Glas gefüllt und gut mit Öl bedeckt, es dürfen keine Pflanzenteile über das Öl herausragen, da sonst die Gefahr der Schimmelbildung besteht (speziell bei frischen Pflanzen). Eventuell die Frischpflanzen über Nacht anwelken lassen, um die Feuchtigkeit in den Pflanzen bereits etwas zu reduzieren. Grundregel: 1 bis 2 Teile Pflanzenmaterial (frisch oder getrocknet) auf ca. 10 Teile Pflanzenöl. Als Trägeröle eignen sich hier je nach Einsatzzweck des Ölansatzes kalt gepresste, in schonendem Verfahren gewonnene Öle wie Olivenöl, Sonnenblumenöl, Traubenkernöl, Hanföl, Mandelöl, Jojobaöl oder Sesamöl. Das Gefäß verschließen, an einen zimmerwarmen Ort stellen, vor direkter Sonneneinstrahlung schützen und ab und zu schütteln. Falls sich am Deckel des Gefäßes Kondensat bildet, einfach mit einem sauberen Tuch abwischen. Nach 3–6 Wochen ist der Ölauszug bereit, denn dann sind die Inhaltsstoffe aus den Pflanzen in das Öl übergegangen.

B) Die zweite Möglichkeit ist ein Warmauszug, sozusagen eine Instant-Extraktion der Wirkstoffe. Dafür einfach das zerkleinerte Pflanzengut und das Öl in ein Becherglas oder einen kleinen Topf geben und dieses Gefäß dann im Wasserbad in einem größeren Topf bis ca. 30 °C erwärmen und idealerweise bis zu 6 Stunden lang unter gelegentlichem Rühren warm halten.

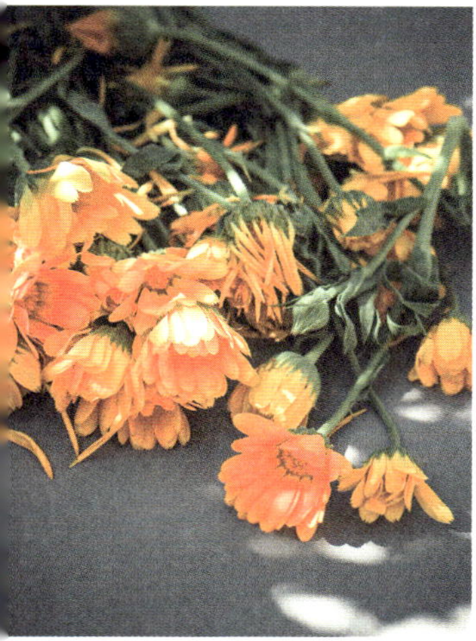

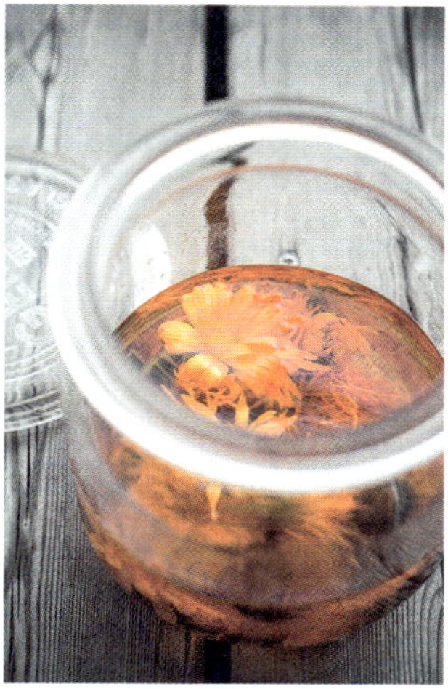

Wurzeln können bei höherer Temperatur ausgezogen werden (ca. 70 °C). Damit gehen die Wirkstoffe der Pflanze ebenfalls in das Öl über.

Im Anschluss an Variante A) und B): Das Pflanzengut durch ein Tuch oder feines Sieb abseihen. Den Ölauszug in ein verschließbares Gefäß geben und kühl und lichtgeschützt lagern (so hält er bis zu ein Jahr, falls er nicht direkt weiterverwendet wird). Er kann als Soforthilfe auch direkt auf die betroffene Stelle aufgetragen werden. Der Ölauszug kann auch ideal als Basis für ein selbst gemachtes Massageöl dienen (zum Beispiel Johanniskraut, Ringelblumen, Rosenblüten, Rosmarin, etc.).

Die Mengenangabe in den Rezepten geben immer nur die benötigte Menge an Tinktur oder Ölauszug für das jeweilige Rezept wieder. Natürlich empfiehlt es sich, gleich eine größere Menge herzustellen, falls man die Rezeptur wiederholen möchte.

10 GUTE GRÜNDE, DIE FÜR WILDKRÄUTER SPRECHEN

1) Bei regelmäßigem Verzehr von Wildkräutern können Mangelerscheinungen vermieden werden, da die Konzentration der enthaltenen Mikronährstoffe sehr hoch ist. Es wird auch immer wieder infrage gestellt, wie gut unser Organismus synthetisch hergestellte Präparate mit isolierten Mineralien und Vitaminen aufnehmen kann, da vermutet wird, dass natürliche Mikronährstoffe vom Körper viel besser aufgenommen werden können (siehe dazu auch den Abschnitt bzgl. Einschleuser-Pflanzen, Seite 60).

2) Man kann davon ausgehen, dass Wildpflanzen keinem Züchtungsprozess unterlagen, sodass diese noch das ursprüngliche genetische Material in sich tragen (das sich rein durch natürliche Kreuzung und Klimaanpassungen verändert hat). Denn Züchtung vernachlässigt den eigentlichen gesamtheitlichen Nährwert einer Pflanze; das primäre Ziel bei der Züchtung von Kulturpflanzen ist die maximale Ertragssteigerung. Im Zuge dessen wurden auch bestimmte unerwünschte Stoffe weggezüchtet. Ein Beispiel dafür sind die Bitterstoffe, die eigentlich großen Nutzen für die Gesundheit haben, denn sie regen Magen- und Gallensäfte an und Leber und Bauchspeicheldrüse funktionieren besser, sie beeinflussen den Blutzuckerspiegel günstig, etc. Wir finden auch heute noch einige wilde Bitterpflanzen, wie z. B. Löwenzahn(wurzel), Wegwartenwurzel, Schafgarbe, Engelwurz, etc.

3) Das Chlorophyll (Blattgrün) ist dem Hämoglobin unseres Blutes sehr ähnlich – es besitzt eine stark entgiftende und vitalisierende Wirkung und versorgt die

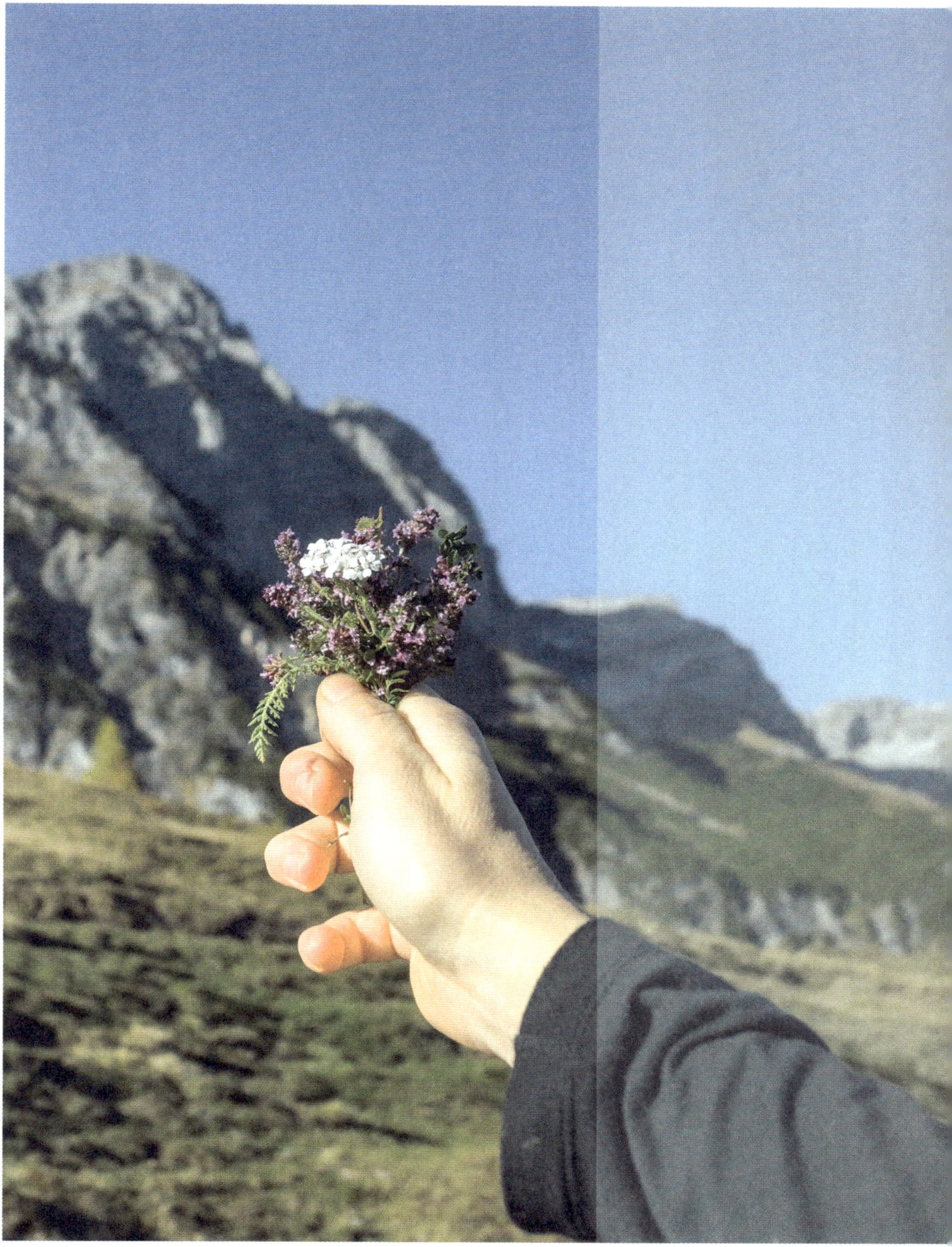

Zellen mit Sauerstoff. Außerdem wirkt es auch jeder (unangenehmen) Art von Körpergeruch entgegen. Die pflanzlichen Faserstoffe reinigen den Darm, binden Toxine und Entzündungsstoffe und können so Darmerkrankungen hemmen.

4) Wildpflanzen wirken durch den hohen Mineralstoffgehalt basisch und stellen damit ein ideales Mittel zur Entsäuerung, Entschlackung und Entgiftung des Körpers dar. Weiters regen sie den Stoffwechsel an.

5) Eine Ode an die Vielfalt. Unsere Ernährung besteht oft aus wenigen verschiedenen Arten. Mit Wildkräutern können wir die Palette an Nährstoffen automatisch um ein Vielfaches erhöhen. Ein echter Kontrapunkt zu Monokulturen – auch auf unseren Tellern. Und: Wildkräuter sind enorm wichtige Bestandteile unserer Ökosysteme – sie bieten Nahrung und Schutz für Insekten und Tiere und sorgen für einen guten Boden.

6) Wildkräuter sind samenfest. Das heißt, dass sie sich selbstständig vermehren können. In Zeiten, in denen in der Landwirtschaft oft nur mehr Hybridsorten zum Einsatz kommen, weil sie vermeintlich robuster sind, sind Wildkräuter ein wertvoller Schatz, den es um jeden Preis zu erhalten gilt. Nicht zuletzt auch, um sich seine Unabhängigkeit ein Stück weit zu bewahren.

7) Der Genuss von Wildkräutern kann die Gewichtsabnahme unterstützen, denn er verhindert Heißhungergefühl & Verlangen nach Süßem. Die enthaltenen Bitterstoffe regen die Verdauungssäfte an, der gesamte Stoffwechsel kommt in Schwung und der Blutzucker wird reguliert.

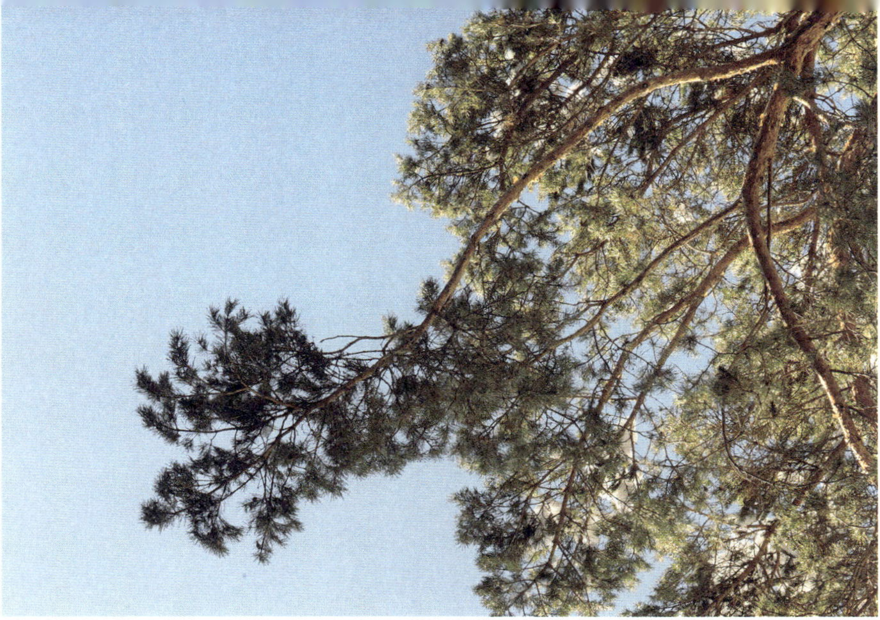

8) Wildkräuter sind frei von sämtlichen Spritzmitteln, wenn sie an einem unbelasteten Ort gesammelt werden. Sie haben es nicht not, als „bio" deklariert zu werden. Außerdem sind sie verpackungsfrei und haben so gut wie keinen ökologischen Fußabdruck.

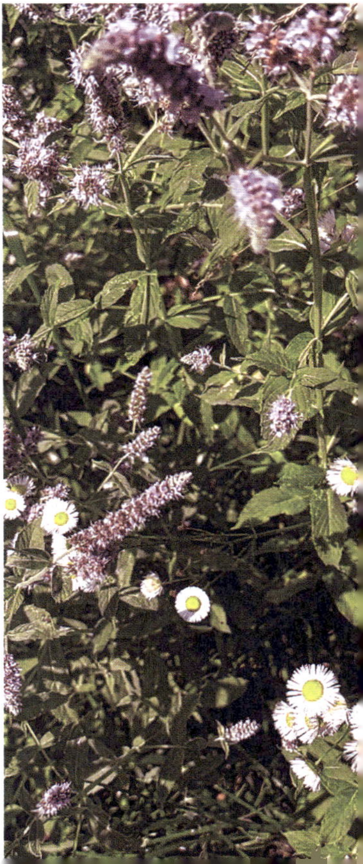

9) Wildkräuter enthalten in der Regel noch die meisten Mikronährstoffe, da sie unmittelbar nach der Ernte verzehrt werden (Salat im Geschäft gekauft hat bereits Transport & Lagerung hinter sich und verliert mit jeder Stunde an Nährstoffen).

10) Wenn wir heimische Kräuter oder auch Obst verzehren, so essen wir auch die heimischen Pollen mit – und das wirkt auf unser Immunsystem. Schnell gezüchtetes Obst oder Getreide bildet Stresshormone, die Allergien auslösen können – beim Genuss von Wildkräutern sinkt die Gefahr allergisch zu reagieren. Die Vielfalt bioaktiver Stoffe in Pflanzen hängt an der Bodenflora, denn sie bestimmt das Spektrum an Düften und Farbstoffen.

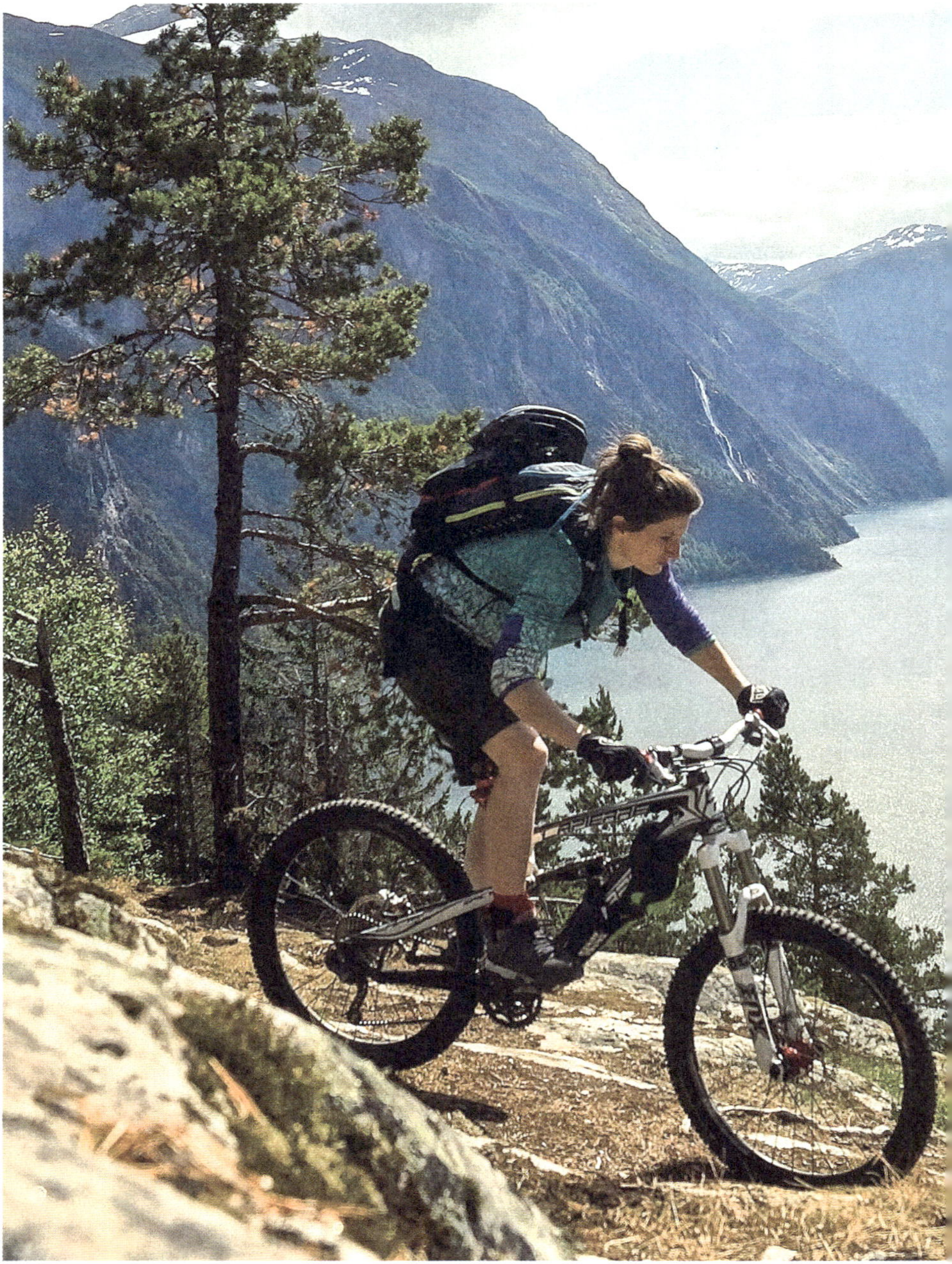

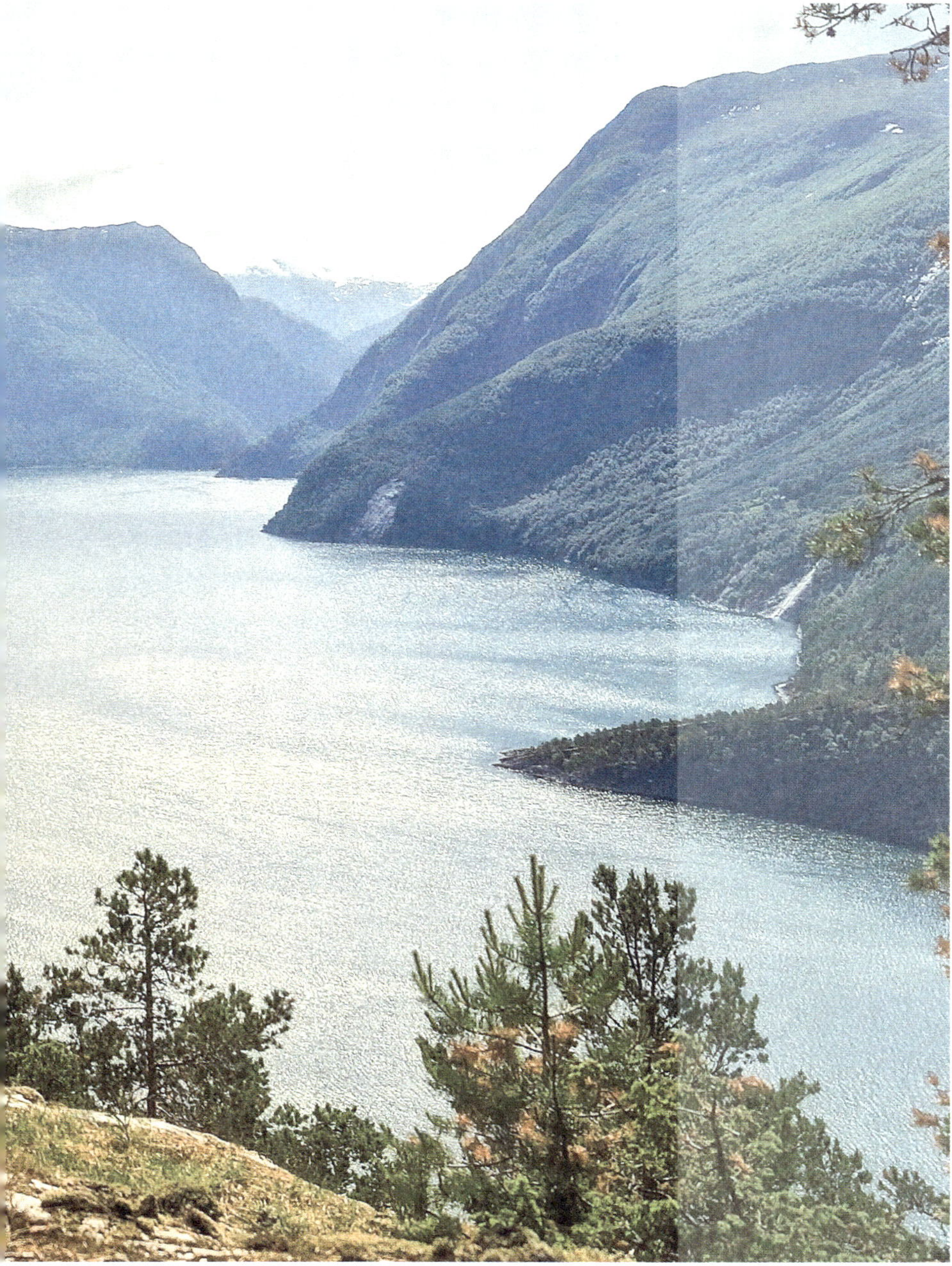

— 5 heimische Superfoods vorgestellt

WIE ERKENNE ICH DIE WILDKRÄUTER NUN?
Fangen wir mit fünf absoluten Kraftpaketen an, mit denen ihr schon mal gut ausgestattet seid. Diese fünf heimischen Superfoods wachsen direkt vor der Haustüre, sind relativ leicht zu erkennen und besitzen eine geballte Ladung an Nährstoffen.

DOCH ZUERST WIDMEN WIR UNS NOCH RASCH DER FRAGE, WAS HEIMISCHE SUPERFOODS AUSMACHT?
Als „Superfoods“ werden Lebensmittel bezeichnet, bei denen meist ein isoliert betrachteter Inhaltsstoff als besonders gesundheitsfördernd hervorgehoben wird. Sie versprechen eine Stärkung des Immunsystems und der damit verbundenen Verbesserung des Wohlbefindens und der allgemeinen Gesundheit. Aber: Der Begriff „Superfood“ ist nicht geschützt – weder fachlich noch gesetzlich, daher kann sich jeder nach Belieben dieses Begriffes bedienen. Und: Man sollte dabei auch das größere Bild betrachten, denn ökologisch gesehen ist dieser Trend mit Vorsicht zu genießen. Die „globalen Superfoods“ am Markt haben in der Regel einen langen Transportweg hinter sich, werden oft unter bedenklichen Bedingungen angebaut (Urwaldrodung, Artensterben, enormer Wasserbedarf, etc.) und das internationale Interesse verursacht häufig eine lokale Verknappung und damit auch eine Preissteigerung dieser Produkte, die in ihren Herkunftsländern nicht selten als Grundnahrungsmittel benötigt werden (wie zum Beispiel bei Quinoa). Durch den langen Transportweg und die in manchen Fällen vorkommende Herbizidbelastung ist oft gar nicht mehr sichergestellt, dass die Superfoods auch wirklich

noch das in sich haben, was sie eigentlich sollten bzw. noch so gehaltvoll sind, wie sie versprechen.

Doch Superfoods müssen nicht von weit her kommen, denn sie wachsen direkt vor unserer Haustüre und damit gibt es viele tolle heimische Alternativen, die hier absolut mithalten können: Viele Wildkräuter besitzen einzelne hoch dosierte Inhaltsstoffe – die Palette reicht von hohem Vitamin- und Mineralstoffgehalt, beachtenswertem Reineiweißgehalt bis hin zu einer Fülle von Antioxidantien, Flavonoiden, Fettsäuren & Co. Und das Gute daran: Sie stehen uns kostenlos zur Verfügung und besitzen nicht nur einzelne

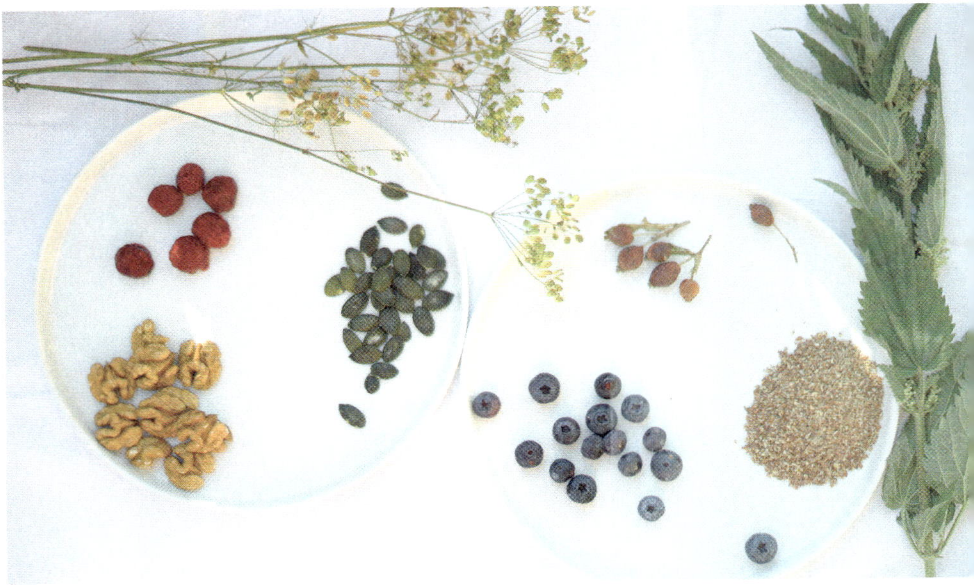

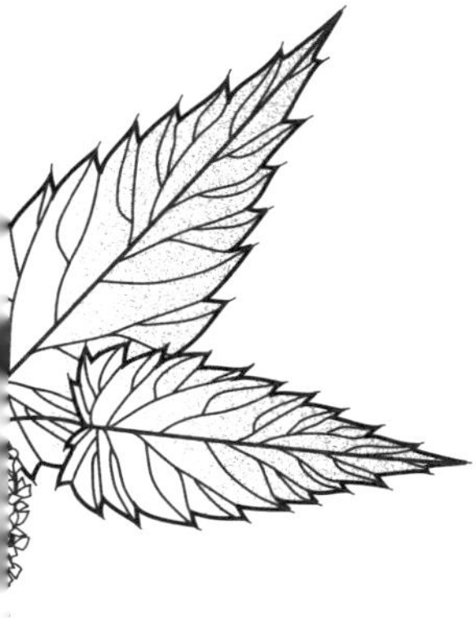

hoch dosierte Wirkstoffe, sondern in der Regel sogar einen wahren Wirkstoffkomplex. Es spricht also alles dafür, den heimischen Superfoods mehr Beachtung zu schenken. Sehen wir uns im folgenden Abschnitt fünf ausgewählte lokale Kraftpakete näher an, mit denen man wunderbar in die Welt der Wildkräuter eintauchen kann.

Brennnessel – Merkmale:

1. *Brennhaare an Blattoberseite*
2. *Eiförmig zugespitzte Blätter mit gezähntem Blattrand*
3. *Vierkantiger Stängel*

BRENNNESSEL *[Urtica dioica, Urtica urens]* ***Die Eiweiß-Bombe***

Ein wahres heimisches Superfood ist die Brennnessel, die nicht nur sehr gesund ist, sondern nebenbei auch noch besonders gut schmeckt. Warum sie als heimisches Superfood bezeichnet wird? Ganz einfach: Weil ihre Samen eine wichtige pflanzliche Proteinquelle sind. Aber die Brennnessel kann noch so einiges mehr: Denn sie besitzt auch sehr viele Vitamine (vor allem Vitamin A, B, C und E), Mineralstoffe (Calcium, Eisen, Kalium, Magnesium & Silizium) und enthält mehr als 2 % Flavonoide! Letztere sind sekundäre Pflanzenstoffe, die für die Farbgebung der Pflanzen verantwortlich sind und die Pflanze vor schädlichen Umwelteinflüssen schützen – für den Menschen wirken sie antioxidativ. Und: Im Vergleich zu Kopfsalat enthält die Brennnessel zum Beispiel 25-mal so viel Vitamin C und 8-mal so viel Eisen (der Kopfsalat wird gerne als Referenzwert genommen, da er einen repräsentativen Mittelwert unter den Kulturgemüsen besitzt und vielerorts bekannt ist).
Weiters enthält die Brennnessel Kieselsäure, Gerbstoffe, Histamin, Ameisensäure, Essigsäure, Kaffeesäuren, Natrium, Chlorophylle, Karotinoide und Lignane. Die Brennnessel ist auch eine tolle Eisen-

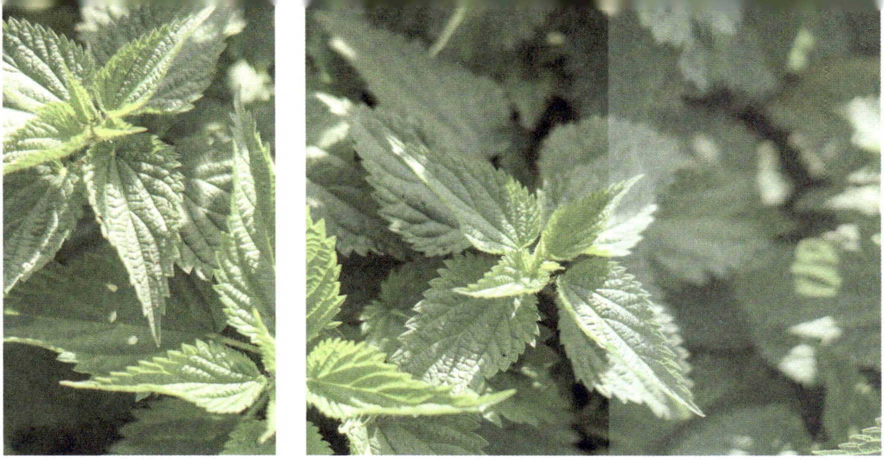

Brennnessel *[Urtica dioica, Urtica urens]*

Einschleuser-Pflanze – speziell dann, wenn die Eisenresorption gestört ist, und sie hilft auch, die eigene Eisenerzeugung anzuregen. Alle Details zu sogenannten Einschleuser-Pflanzen nachzulesen auf Seite 60.
Plus: Die Brennnessel enthält Enzyme und pflanzliche Hormone (Phytohormone), die eine krebsvorbeugende Wirkung besitzen!

Außerdem besitzt die Brennnessel eine entschlackende Wirkung und schleust überschüssige Harnsäure aus dem Körper, so kann sie bei Gicht oder Rheuma lindernde Eigenschaften haben. Weiters wirkt die Brennnessel auch blutreinigend und -bildend, stoffwechselanregend, durchfallhemmend, entwässernd, blutdrucksenkend, schleimlösend, stärkend sowie blutzucker- und cholesterinsenkend.
Wenn unsere Gelenke morgens oft noch nicht so geschmeidig sind, kann die Brennnessel hier gute Dienste leisten. Verantwortlich dafür ist das enthaltene Acetylcholin, das durchblutungsfördernd wirkt – es sendet Nervensignale an die Muskeln und sorgt so für gute Beweglichkeit. Weiters enthält die Brennnessel den Farbstoff Lutein – ein Carotinoid, das in die Netzhaut des Auges transportiert wird und dort den sogenannten „Gelben Fleck" mitbildet, welcher der Bereich der höchsten Sehschärfe ist.

ABER NOCH MAL ZURÜCK ZU DEN SAMEN.
Sie enthalten etwa 30 % fettes Öl (besonders Linolsäure - ungesättigte Fettsäuren sind sehr gesund für unseren Organismus), Vitamine (vor allem Vitamin E, bis zu 0,1 %), Mineralstoffe (Kalium, Eisen, Kalzium), Schleimstoffe und Carotinoide. Außerdem sind die Brennnesselsamen mit ca. 31 g Eiweiß pro 100 g essbaren Anteils speziell für Sportler eine tolle pflanzliche Proteinquelle. Die Super-Samen haben bereits in ein paar veganen Müsliriegeln oder Proteinpulvern Einzug gehalten. Doch man kann sich die eigene Proteinkraft auch ganz leicht selbst herstellen. Wer auf der Suche nach wirklich natürlichen Protein-Alternativen ist, der hat in der Brennnessel eine tolle heimische Quelle gefunden.
Kein Wunder also, dass die Wirkungsweise bei all diesen Inhaltsstoffen der Brennnesselsamen recht vielfältig ist – und die haben sich bereits unsere Vorfahren zunutze gemacht. Die zerstoßenen Samen wurden volksmedizinisch äußerlich bei Rheuma und Hautleiden angewandt; innerlich vor allem bei Harnwegsstörungen, Bluthochdruck, Störungen des

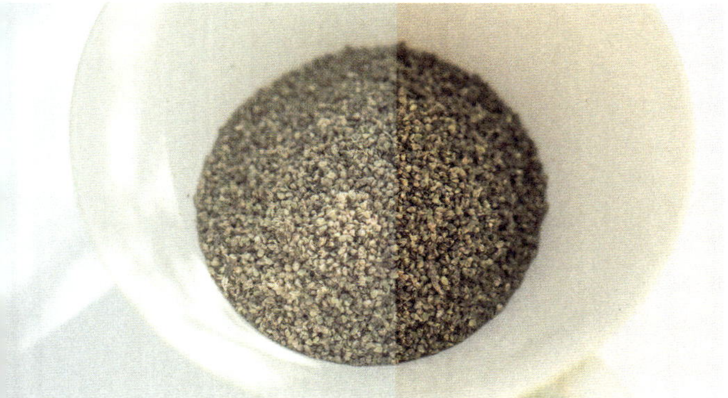

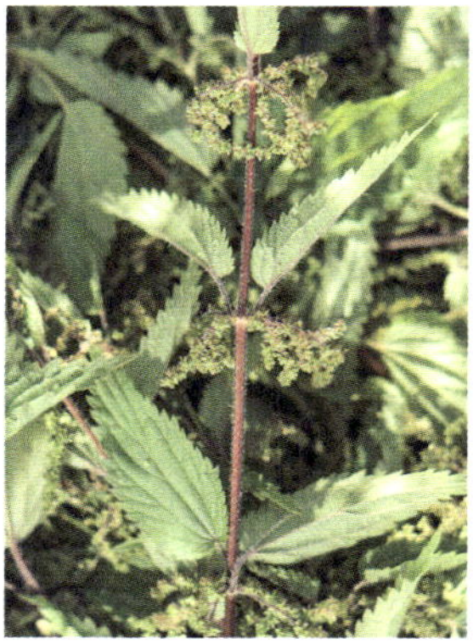

Brennnesselsamen *[Urtica dioica, Urtica urens]*

Verdauungstraktes sowie als stärkendes und stimulierendes Tonikum (zum Beispiel zur Genesung oder bei älteren Menschen). Aufgrund der anregenden Wirkung sind Brennnesselsamen auch ein bewährtes Mittel bei Müdigkeit und Leistungsschwäche. Auch bei Haarausfall können die Brennnesselsamen gute Dienste leisten.

BRENNNESSEL IST NICHT GLEICH BRENNNESSEL

Die Samen können von beiden Brennnessel-Arten verwendet werden: Sowohl von der „Großen Brennnessel" (Urtica dioica) als auch von der „Kleinen Brennnessel" (Urtica urens). Grundsätzlich unterscheidet man männliche und weibliche Samen, wobei der Blütenstand der männlichen Pflanzen abstehend ist; bei weiblichen Pflanzen ist dieser hängend.

Die Stickstoff-Zeigerpflanze blüht von Juli bis Oktober – bereits ab August sind die ersten Samenrispen an den Pflanzen zu entdecken. Sie reifen dann bis Oktober/ November aus, wobei dies abhängig von Standort, Region und Wetter ist. Die meisten Samen kann man den weiblichen Brennnesseln entnehmen, da die Samenstände an ihnen normalerweise reich gefüllt sind. Die männlichen Pflanzen sind spärlicher bestückt, denn sie bestehen nur aus Fäden mit Pollenkapseln zum Bestäuben der weiblichen Pflanzen.

Gesammelt werden können sowohl grüne Samen oder auch schon braune Samen (bereits reif). Die unreifen Samen kann man gut frisch verwenden, während die braunen Samen (oft schon an bräunlichen Brennnesselpflanzen) besser zum Trocknen oder Aufbewahren geeignet sind. Sie besitzen den charakteristischen nussigen Geschmack und in ihnen sammelt sich die komplette Fülle an gesunden Inhaltsstoffen.

WAS IST BEIM SAMMELN VON BRENNNESSELSAMEN ZU BEACHTEN?

Wie bei allen Kräutern gilt die Grundregel, dass nur von trockenen und gesunden Pflanzen genommen werden sollte. Ganz Hartgesottene ziehen ohne Handschuhe los und greifen die Brennnessel von unten an. Dann die Brennnessel kopfüber halten und die Brennhaare Richtung Kopf abstreichen. Wenn ich größere Mengen sammle, nehme ich Handschuhe und eine Gartenschere mit. Einfach die oberen jungen Triebe, also ca. 20–30 cm, der Pflanze abschneiden, daheim in ein durchlässiges Tuch oder auf einen großen Papierbogen legen, sodass die Pflanzen gut und schnell trocknen können. Die Samen fallen teilweise bereits von selbst ab, den Rest von den Rispen streifen. Die getrockneten Blätter können ideal als Tee verwendet werden. Die Samen am besten in einem Schraubglas auffangen.

WAS MACHE ICH NUN MIT DEN SAMEN?

Die Früchte sind als Trockengewürz einsetzbar – entweder geröstet oder einfach nur getrocknet. Für manche Einsatzzwecke kann es auch angenehmer sein, die Samen zu Pulver zu vermahlen. Brennnesselsamen haben einen leicht nussigen Geschmack, der bei vielen Speisen ganz unaufdringlich integriert werden kann.

Die Samen kommen zum Beispiel als Topping aufs Brot oder in einen Aufstrich und passen auch super zu Salaten, Joghurt, Pesto oder ins Müsli. Auch als Brotgewürz beim Backen können sich die Samen blicken lassen. In gemahlener Form würzen sie Suppen, Soßen oder Eintöpfe.

VOGELMIERE *[Stellaria media]*

Der immergrüne Vitalstoffspender

Was macht die Vogelmiere so besonders? Sie versorgt uns auch im Winter mit einer Fülle an Vitaminen und Mineralstoffen, denn sie ist robust und wächst sogar unter der Schneedecke! Die Vogelmiere kann bis zu 15.000 Samen bilden und pro Jahr wachsen zwei bis drei Generationen heran. Ihre Samen bleiben bis zu 60 Jahre keimfähig! Bei vielen Gärtnern ist die Pflanze ungern gesehen, aber mit folgendem Wissen sollte sich das schnell ändern.

Zu Unrecht wird sie als Unkraut abgestempelt, denn mit ihrem flächigen Wuchs hält sie den Boden feucht und schützt vor Erosion. Sie wächst auf nährstoffreichen Böden, daher oft auch gerne in Töpfen auf der Terrasse oder am Balkon. Und das ist eigentlich ganz praktisch, denn so kann sie uns den ganzen Winter über mit Vitaminen und Mineralstoffen versorgen. Sogar bis zum Polarkreis hinauf trifft man auf die hartnäckige Vogelmiere.

Vogelmiere – Merkmale:

1. *Stängel einreihig behaart*
2. *Bei geknicktem Stängel kommt dehnbarer Strang zum Vorschein*
3. *Blüten in den Blattachseln*
4. *weiße Blütenblätter fast bis zum Grund zweiteilig*

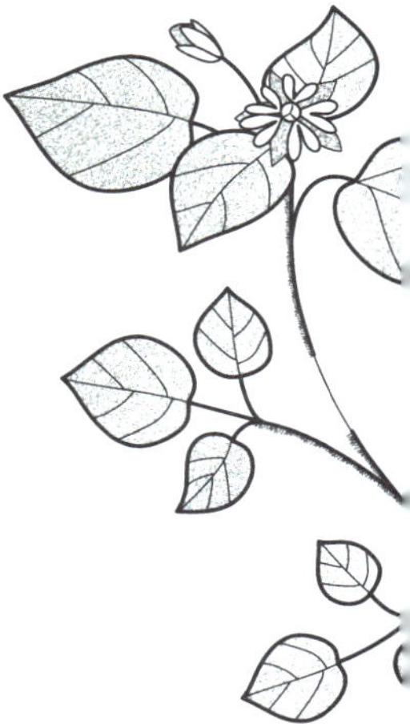

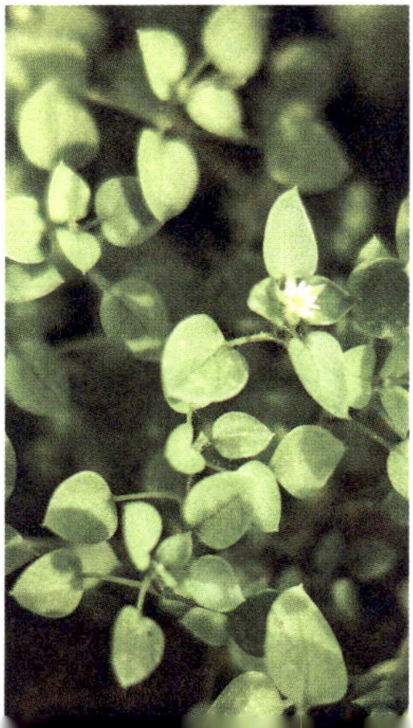

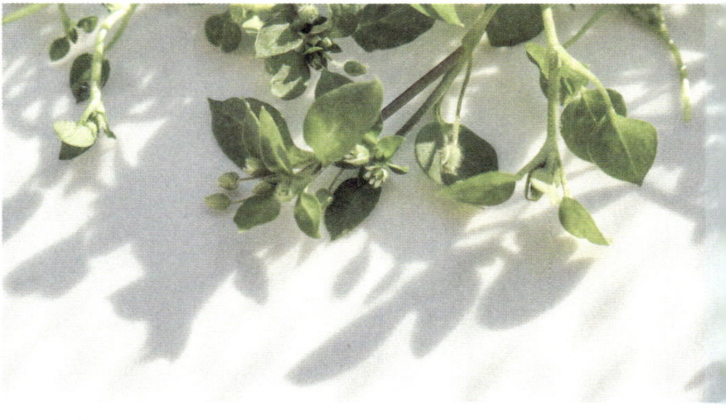

Vogelmiere *[Stellaria media]*

Die 1- bis 2-jährige Pflanze wächst oft in richtigen Ansammlungen, sodass die einzelnen Pflanzen meist gar nicht mehr identifizierbar sind. Die kleinen weißen Blüten sind 4–7 mm groß, das eindeutige Erkennungsmerkmal ist allerdings die einseitige Haarleiste am Stängel und der sogenannte „Hühnerdarm". Knickt man den Stängel nämlich, kommt ein dehnbarer Strang zum Vorschein, welcher der Vogelmiere im Volksmund auch seinen lustigen Namen verleiht.

NICHT NUR BEI VÖGELN BELIEBT

Wie der Name schon sagt, werden die zarten Knospen auch gerne von (Stuben-)Vögeln gefressen. Aber auch für den Menschen ist die Vogelmiere ein nährreiches Kraut. Im Vergleich zu Kopfsalat enthält sie hinsichtlich der Mineralstoffe doppelt so viel Calcium (89 mg/100 g essbaren Anteils), dreimal so viel Kalium (680 mg) und Magnesium (39 mg) und siebenmal so viel Eisen (8,4 mg). Auch der Vitamin-C-Gehalt (115 mg) ist mit dem 8-fachen Wert im Vergleich zu Kopfsalat beachtlich, weiters enthalten sind die Vitamine B1, B2, das Spurenelement Selen, Schleimstoffe, Saponine, Flavonoide, Kieselsäure und Gammalinolensäure. Aufgrund des hohen Gehaltes an Chlorophyll zählt die Vogelmiere zu den blutreinigenden und mineralienreichen Grünpflanzen, die (mit Löwenzahn, Brunnenkresse und Brennnessel) in einer Frühjahrskur nicht fehlen sollten.

Der Geschmack des immergrünen Krautes ist sehr zart und erinnert an jungen Mais. So lässt sich die Vogelmiere ideal als Gemüse- oder Salatzugabe verwenden. Sie ist auch eine tolle Zutat für Smoothies, Aufstriche und eignet sich auch zur Verwendung als Wildgemüse. Netter Nebeneffekt: Die Vogelmiere färbt Speisen wunderbar grün.

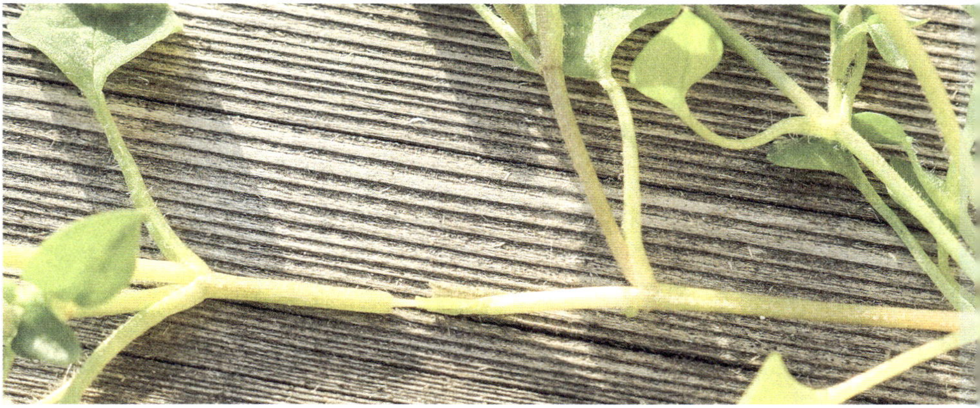

Vogelmiere [*Stellaria media*], dehnbarer Strang

EIN WAHRER TAUSENDSASSA

Grundsätzlich werden der Vogelmiere kühlende, entzündungshemmende, schmerzlindernde, verdauungsfördernde und leicht abführende Wirkungen nachgesagt. In der Volksmedizin wird die Vogelmiere aufgrund ihrer schleimlösenden Eigenschaften in Form von Tee auch gerne als Hustenmittel verwendet. Dieser unterstützt auch die Bluterneuerung und kann bei Nieren- und Blasenleiden als Impulsgeber dienen. Weiters unterstützt er Diäten, hilft bei Schlankheitskuren und reinigt innerlich bei einigen Hautkrankheiten wie zum Beispiel Psoriasis (Schuppenflechte) oder hartnäckigen Ekzemen. Auch bei Asthma oder Lungenerkrankungen soll die Vogelmiere gute Dienste leisten. Überhaupt wird der Vogelmiere Reinigung und Kräftigung des ganzen Organismus zugeschrieben, sie kann auch bei Krämpfen, Leberbeschwerden und Rheuma helfen.

Aber auch äußerlich kann die Vogelmiere bei Hauterkrankungen in Form von täglichen Bädern oder Kompressen auf betroffenen Stellen helfen. Danach kann auch noch Vogelmiere-Öl aufgetragen werden. Dies gilt auch bei Verbrennungen. Bei Dermatitis oder juckenden Ekzemen an den Händen kann Vogelmiere-Salbe Verwendung finden. Bei schlecht heilenden Wunden kann auch eine Abkochung oder auch frisches, zerquetschtes Kraut helfen. Entzündete Augen kann man ebenfalls mit einer sorgfältig abgefilterten und abgekühlten Abkochung in einer Augenbadewanne behandeln, gleichzeitig soll dabei die Sehkraft gestärkt werden.

Knopfkraut – Merkmale:

1. *Blütchenkörbchen ca. 7 mm breit*
2. *Jeweils 2 Blätter gegenständig*
3. *Blattrand spitz gezähnt und behaart*
4. *Blatt beidseitig schwach behaart*

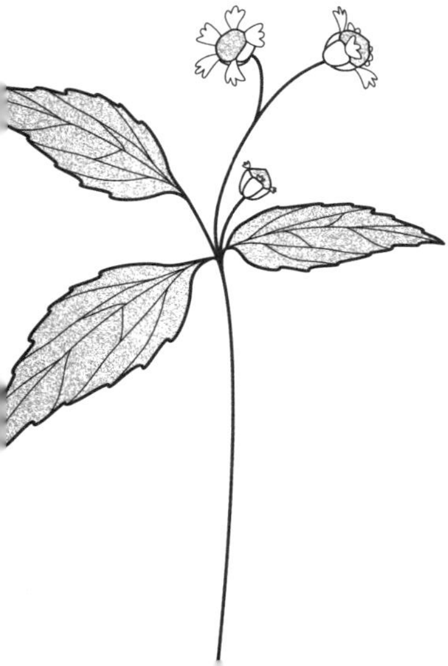

KLEINBLÜTIGES KNOPFKRAUT

[Galinsoga parviflora]

Das Eisen-Ass

Bestimmt habt ihr das zarte Kraut schon mal gesehen, wie es hervorleuchtet mit seinen winzigen Blüten. Dabei hat es das kleine Pflänzchen ganz schön in sich und kann zu Recht als ein weiteres lokales Superfood bezeichnet werden.

Das Kleinblütige Knopfkraut – auch genannt Franzosenkraut – wächst normalerweise in rauen Mengen, gerne in Gärten, Weingärten, auf Äckern und am Rand von Wegen – ja sogar in Blumentöpfen siedelt es sich gerne an. Es wird vermutet, dass es genauso wie die behaarte Schwester (Galinsoga ciliata) um 1800 aus dem botanischen Garten in Paris auswilderte und sich fast gleichzeitig mit den Soldaten Napoleons rasant in ganz Europa ausbreitete. 40 Jahre später wurde das ursprünglich aus Peru stammende Pflänzchen in unseren Breiten bereits als Unkraut gefürchtet.

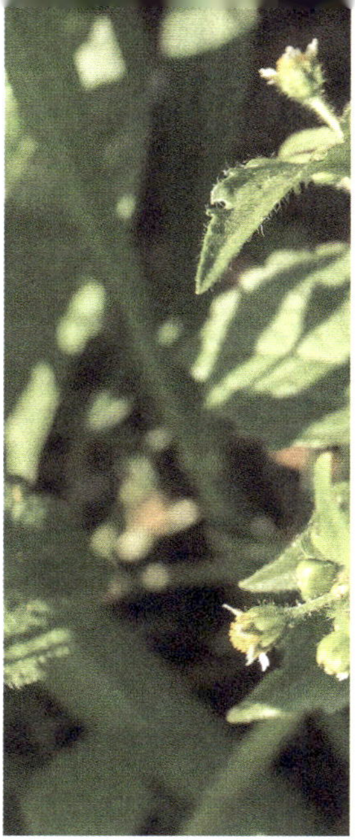
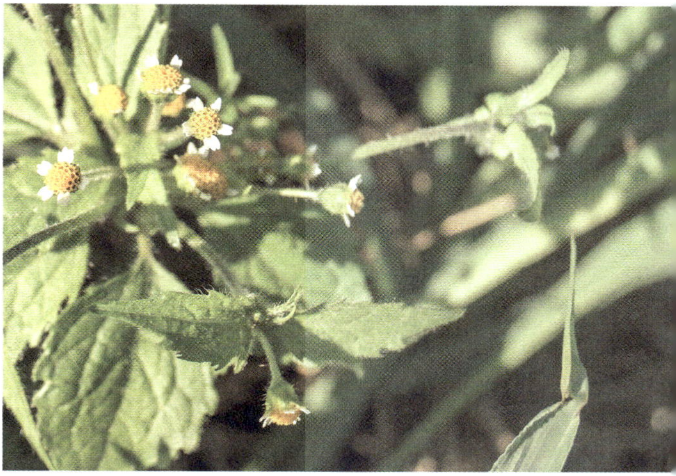

Kleinblütiges Knopfkraut / *Galinsoga parviflora* /

KLEIN, ABER OHO

Eine Pflanze kann zwischen 100.000 und 300.000 Samen hervorbringen, die bis zu 10 Jahre keimfähig bleiben, das erklärt auch die Hartnäckigkeit, mit der uns dieses Kraut begleitet. Und eigentlich sollten wir hier gar nichts dagegen haben, denn es besitzt mit 14 mg (pro 100 g essbaren Anteils) den höchsten Gehalt an Eisen unter allen Wildpflanzen, die in der Küche einsetzbar sind. Damit hat es sich als heimisches Superfood absolut seine Berechtigung verdient!

Auch der Gehalt an Kalzium kann sich mit 410 mg (pro 100g essbaren Anteils) durchaus blicken lassen (das entspricht 11-mal mehr als Kopfsalat) – und mit diesem Wert wird das Knopfkraut nur von der Brennnessel übertroffen (630 mg/100 g essbaren Anteils). Darüber hinaus besitzt das Knopfkraut viele weitere Mineralstoffe und Vitamine wie Kalium, Magnesium (5-mal mehr als Kopfsalat), Vitamin A (4-mal so viel wie Kopfsalat), Vitamin C (9-mal mehr als Kopfsalat)

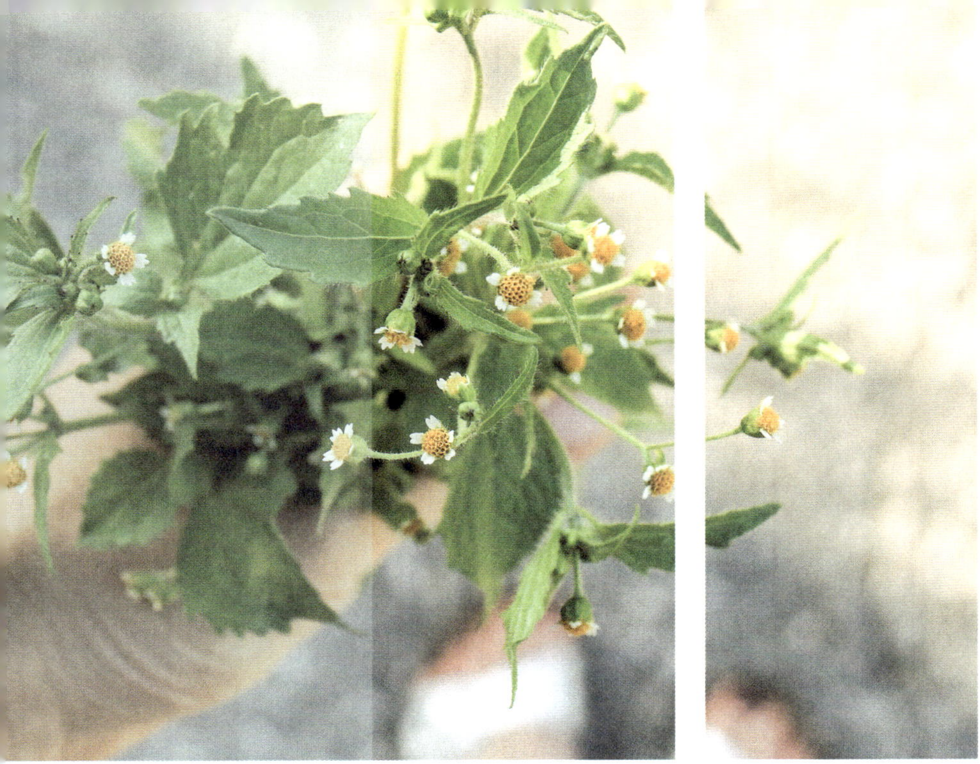

Kleinblütiges Knopfkraut *[Galinsoga parviflora]*

und Mangan. Da Mangan Bestandteil vieler Enzyme ist, spielt es eine wichtige Rolle im Kohlenhydrat- und Fettstoffwechsel, außerdem ist es wichtig für die Bildung von Knochen- und Bindegewebe. Der 1-jährige Korbblütler enthält außerdem Schleimstoffe und Bitterstoffe.

Grundsätzlich kann dem Kraut somit eine immunstärkende Wirkung zugeschrieben werden. In der Phytotherapie wird die Tinktur der Pflanze sogar unterstützend zur Krebstherapie eingesetzt. Da es ein relativ „junges" Kraut in unseren Breiten ist, gibt es nicht viele volksmedizinische Belege dazu. Dennoch hat sich eine blutreinigende und blutdrucksenkende

Wirkung überliefert. Der Tee wird in Südamerika zur Linderung von Magenbeschwerden, Leberschmerzen und weiteren Infektionen des Verdauungsapparates eingesetzt.

Man kann das Superfood Knopfkraut auch vielseitig in der Küche einsetzen, es schmeckt ähnlich wie Kopfsalat. Wenn die Pflanze blüht, riecht sie leicht kohlartig – wer das also nicht mag, sollte die Pflanze eher vor der Blüte nutzen. Es lässt sich hervorragend als Salatgrundlage oder als Wildgemüse verwenden – die Blätter, Stiele, Blütenknospen und jungen Blüten sind alle verwertbar. Auch als Frischsaft oder Beigabe zu Pestos kann es zum Einsatz kommen. Trocknet man das Kraut, hat man auch in den Wintermonaten noch was von dem Eisen-Ass. Da es frostempfindlich ist, stirbt es im Winter ab und treibt im Frühjahr dann wieder neu aus. Aus den Samen des Knopfkrautes lässt sich auch Speiseöl pressen – oder man bewahrt die Samen für die eigene Anzucht dunkel auf und sät sie dann ähnlich wie bei Kresse für die Voranzucht auf Watte aus.

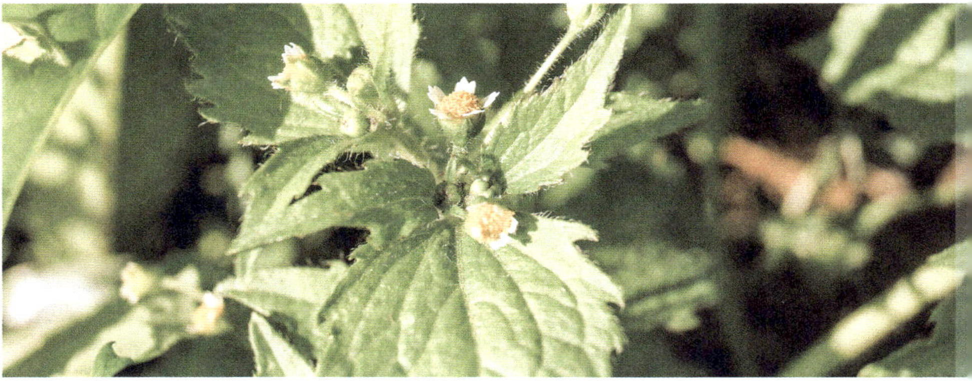

Kleinblütiges Knopfkraut [*Galinsoga parviflora*]

Giersch – Merkmale:

1. *Geißfuß am unteren Ende des Stängels (Verdickung an den Ausläufern)*
2. *Gesamtblatt verzweigt sich dreiteilig*
3. *Blattstiel ist dreikantig und bis zu 20 cm lang, zum Ende hin oft rötlich überlaufen*
4. *Blütenstängel sind etwas kantig bis rund, gefurcht, kahl*

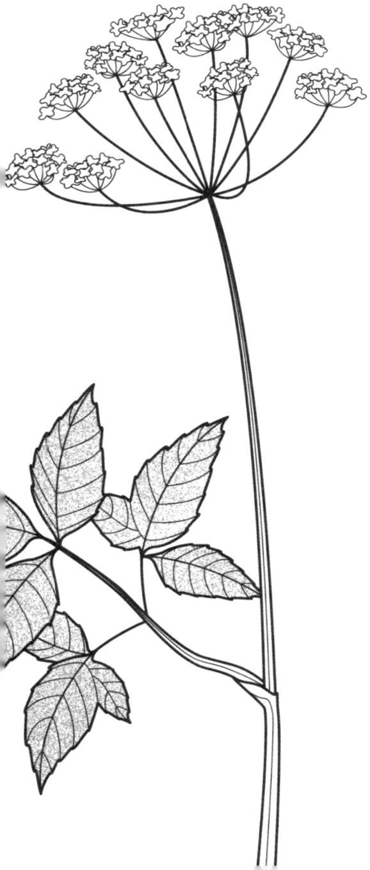

GIERSCH [*Aegopodium podagraria*]
Das aromareiche Nährstoffpaket

Schon mal gehört? Giersch. Oder lateinisch: „aegopodium podagraria" – „aegopodium" leitet sich aus dem griechischen „aigos" (die Ziege) ab und „podos" steht für den Fuß, also Ziegenfuß. Podagra ist außerdem ein alter Name für Gicht, „podagraria" bedeutet demnach „die Gicht heilend".

Kennt man ihn, so weiß man, dass der Giersch recht häufig vorkommt. Hat man ihn mal im Garten, bekommt man ihn auch fast nicht mehr los, da er sich durch Wurzel-Ausläufer vermehrt und sich bis zu 3 m^2 pro Jahr ausbreiten kann. Hier macht sich die Devise „Liebe deinen Feind" bewährt. Das ist in diesem Fall gar nicht schwer, denn den Giersch kann man ganz vielseitig einsetzen. Als Frühlingskraut enthält er viel Vitamin C und Vitamin A und ein Vielfaches an Eiweiß (6,7 g/100 g essbaren Anteils im Vergleich zu Kopfsalat). Darüber hinaus weist er Karotinoide und wertvolle Mineralien und Spurenelemente wie Kalium, Magnesium, Calcium, Kupfer, Zink und Mangan auf. Damit ist er dem Großteil unserer Kulturpflanzen um Längen voraus.

Er unterstützt den Stoffwechsel dabei, saure Ablagerungen zu lösen und auszuscheiden. So bleiben die Gelenke beweglich und der Tee wirkt harntreibend und entsäuert den Körper. Besonders praktisch: Das Wildgemüse wächst den ganzen Sommer über – von Mai bis September! Der Giersch ist ein wunderbares Würzkraut, er ähnelt im Geschmack der Petersilie und wird wie sie eingesetzt. Somit ist die Pflanze auf jeden

Fall auch kulinarisch ein echtes Highlight. Er eignet sich hervorragend als Wildkräuterpesto oder zum Aromatisieren von wilden Limonaden & Co.

3x3x3 = GIERSCH

Den Giersch richtig zu bestimmen ist sehr wichtig, denn er zählt zur Familie der Doldenblüter – in dieser gibt es bekanntlich auch giftige Mitglieder! Eindeutige Merkmale sind der kleine „Geißfuß" am unteren Ende des Stängels – deshalb ist es am Anfang hilfreich, wenn man den Giersch wirklich so lange wie möglich abpflückt bzw. das Ende aus der Erde zieht, damit das „Geißfüßchen" (siehe Bild) sichtbar wird. Eine gute Eselsbrücke ist die Regel „3x3x3": Der dreikantige Blattstiel, der meist zum Ende hin leicht rötlich gefärbt ist. Das Hauptblatt, das sich in 3 Teilblätter unterteilt, von denen wiederum das oberste nochmals in 3 Teile gespalten ist.

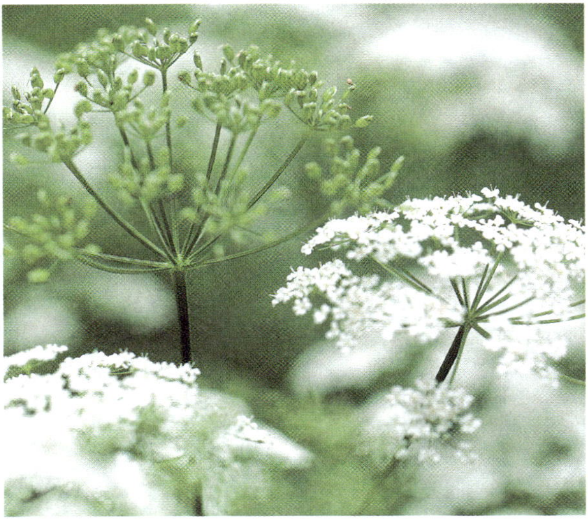

Giersch / *Aegopodium podagraria* / Blüte

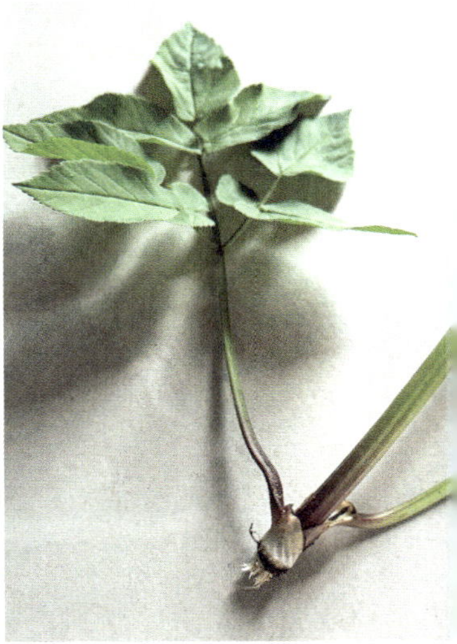

Geißfüßchen

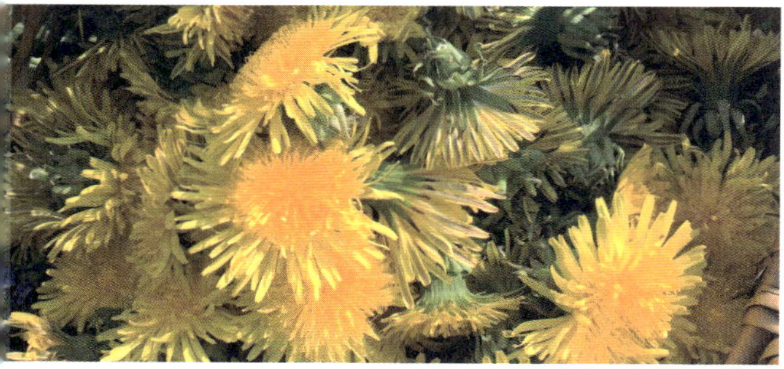

Löwenzahn [*Taraxacum officinale*]

Löwenzahn – Merkmale:

1. *Körbchen einzeln gefüllt mit gelben Zungenblüten*
2. *Stängel blattlos und hohl, gefüllt mit Milchsaft*
3. *Blätter in Grundrosette*
4. *Blätter schrotsägeförmig (stark gezähnt)*

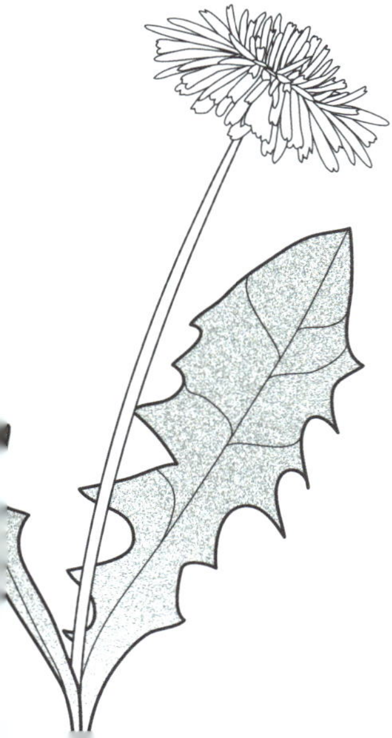

LÖWENZAHN [*Taraxacum officinale*]
Der wilde Bitter-König

Der Löwenzahn ist als ganze Pflanze essbar. Unerklärlicherweise hat sich der Mythos gehalten, dass der Milchsaft in den Stängeln giftig sei – dem ist jedoch nicht so. Die ganze Pflanze kann von der Knospe bis zur Wurzel genossen werden. Und das sollten wir auch öfter tun, denn der Löwenzahn bringt im Frühling den ganzen Organismus in Schwung. Dadurch werden alle Ablagerungen, die sich durch das schwer verdauliche Winteressen gebildet haben, aus dem Körper gespült. Eine dezidierte Löwenzahnkur ist ein Verjüngungsmittel für Bindegewebe, Leber und Niere. Insgesamt ist der Löwenzahn ein mildes Mittel zur Steigerung der Gallensekretion und die ganze Pflanze – einschließlich der Wurzel – wirkt harntreibend und ist hilfreich bei Leberbeschwerden, Gicht und rheumatischen Erkrankungen. Die harntreibende Wirkung durch den hohen Kaliumgehalt kommt auch gut in der französischen Bezeichnung der Pflanze zum Ausdruck: „Pissenlit" – was so viel bedeutet wie „Bettnässer". Eine Tinktur der Wurzel kann bei Galle- und Leberbeschwerden zum Einsatz kommen und ist verdauungsfördernd.

LÖWENSTARK

Der Löwenzahn enthält Bitterstoffe, Flavonoide, Cumarine, Phytosterole (wirken cholesterinsenkend) und Schleimstoffe. Sein Nährwert im Vergleich zu Kopfsalat ist beeindruckend, denn er besitzt fünfmal so viel Eiweiß, achtmal so viel Vitamin C und doppelt so viel Kalium, Magnesium und Phosphor. Außerdem enthält er doppelt so viel Vitamin A wie Spinat. Was für eine Ladung – direkt vor der Haustüre. Der Löwenzahn wächst gerne auf nährstoffreichen Böden – bei großen Vorkommen ist dies allerdings ein Indiz, dass viel gedüngt wurde. Achte daher darauf, den Löwenzahn an unbehandelten Orten zu sammeln.

Kulinarisch kann der Löwenzahn sehr vielfältig eingesetzt werden. Neben der Verwendung der Blätter als Salat oder als Beigabe zu Eintöpfen und Suppen eignet sich auch der Stängel als Wildgemüse. Aus den Blütenblättern lässt sich selbst gemachter Löwenzahnhonig herstellen, die jungen Knospen können als sogenannte „falsche Kapern" eingelegt werden und sind somit toller Vitamin-C-Lieferant für die kalten Monate. Aus der getrockneten Wurzel wird durch Rösten ein Kaffee-Ersatz hergestellt.

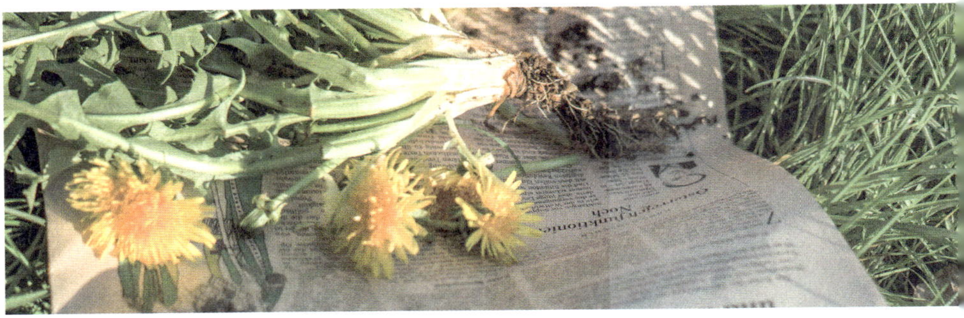

Löwenzahn / *Taraxacum officinale* /

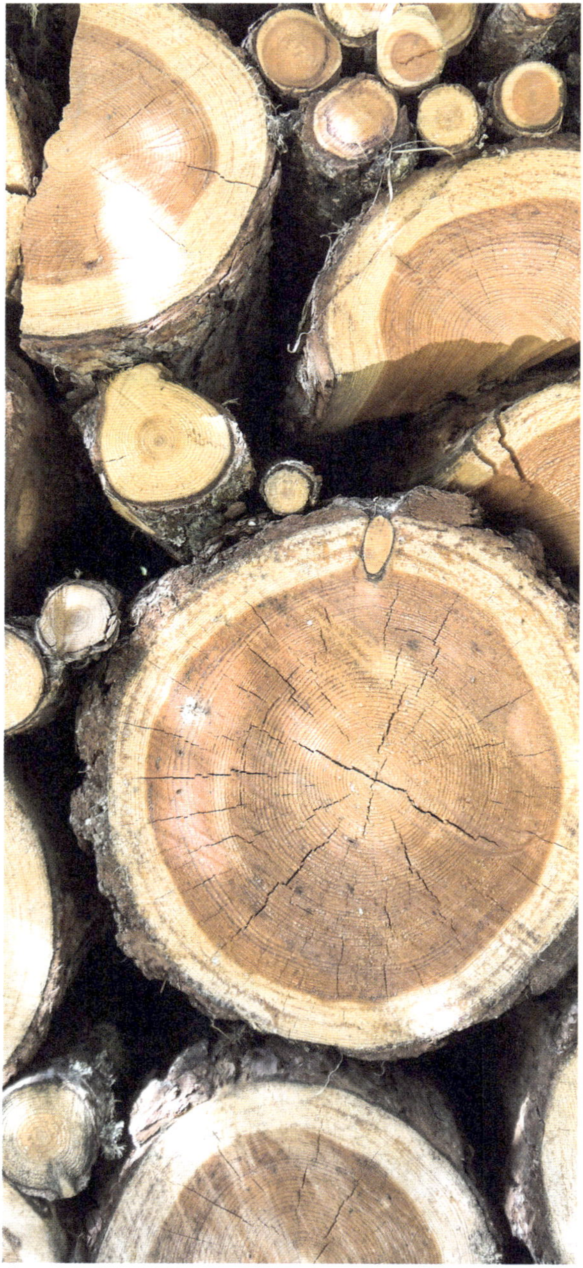

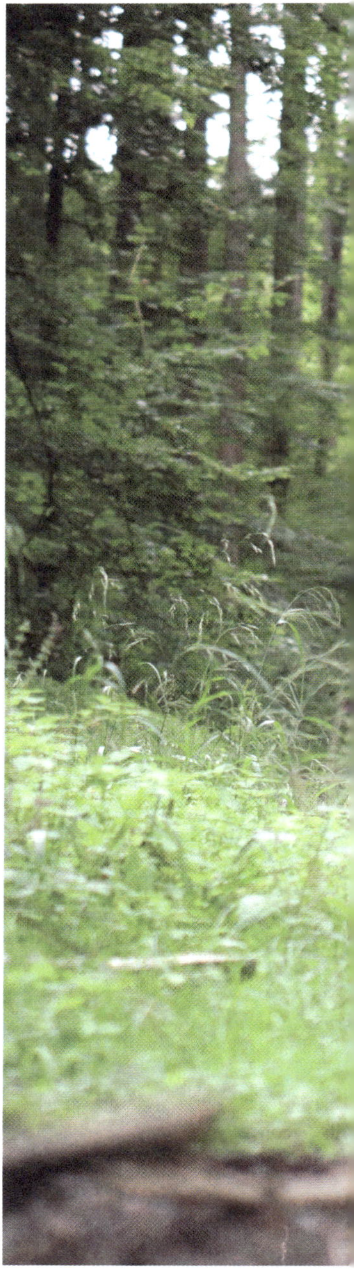

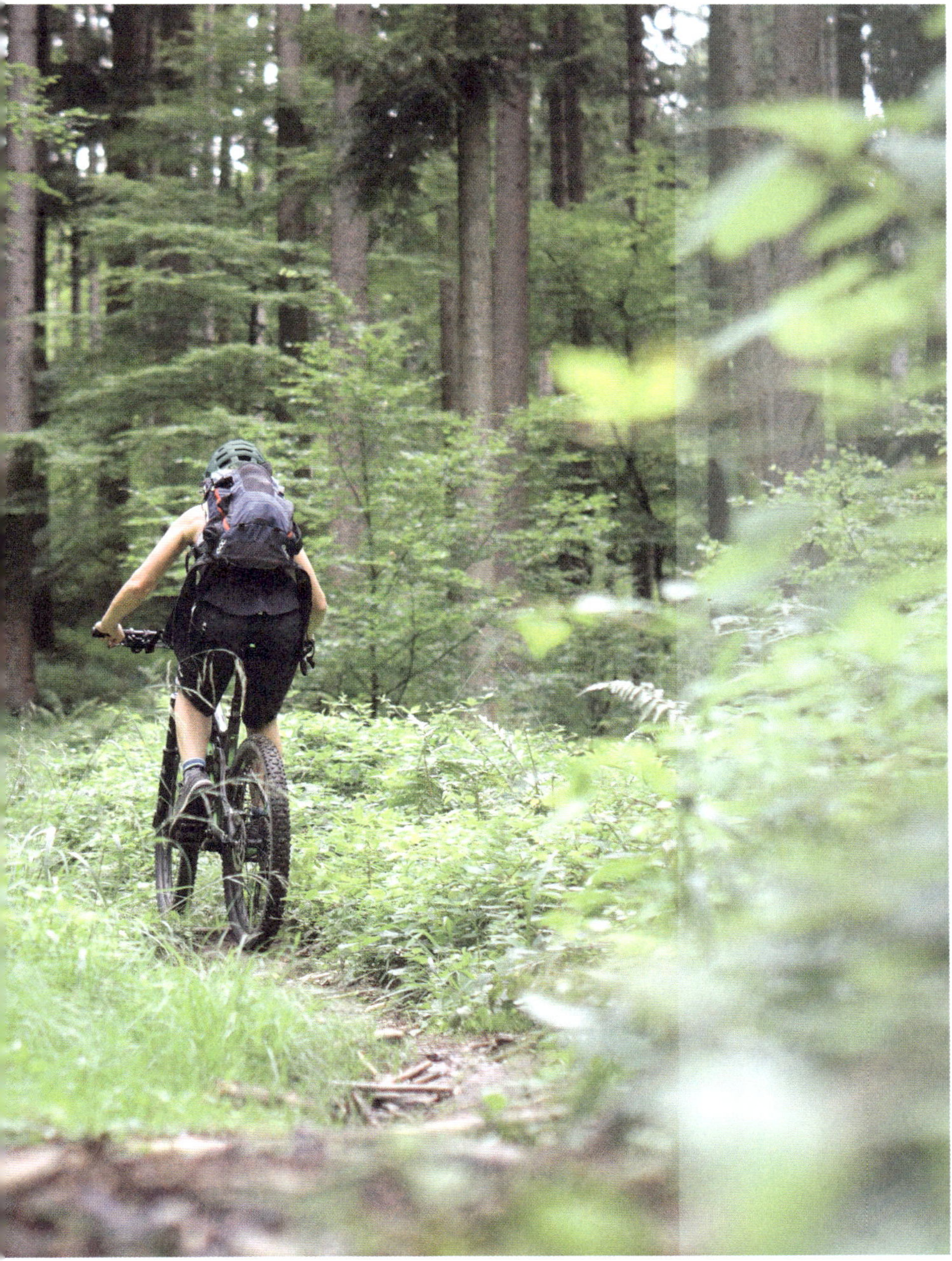

— Warum Wildkräuter?

ERHÖHTEN NÄHRSTOFFBEDARF MIT WILDKRÄUTERN DECKEN

„Du bist, was du isst", dieser Spruch macht sich bewährt, denn es ist so viel Wahres daran. Als aktive Menschen können wir einen großen Teil unserer Leistungsfähigkeit bereits über die richtige Ernährung steuern. Beim Sport steigt neben dem Bedarf an Kohlenhydraten, Fetten und Proteinen auch der Bedarf an Mikronährstoffen wie etwa Vitaminen (Vitamin A, ß-Carotin, Vitamin E, Vitamin B1, B3, B6, B9-Folsäure, Vitamin C), Mineralstoffen (wie zum Beispiel Kalium, Calcium, Magnesium, Natrium, Phosphor) und Spurenelementen (wie zum Beispiel Eisen, Kupfer, Mangan, Selen, Zink) – und diese finden wir in hoher Dichte auch in Wildkräutern!

Und es kommt noch besser: Im Vergleich zu Kulturpflanzen beträgt der Gehalt an Nährstoffen bei Wildpflanzen oft sogar ein Vielfaches! Vergleicht man beispielsweise den Mittelwert von Kulturgemüse und Wildgemüse hinsichtlich des Vitamin-C-Gehaltes, so liegt Wildgemüse bei 209 – Kulturgemüse bei 47,4. Ähnlich verhält es sich mit dem Reineiweißgehalt: Dieser ist bei Wildgemüse um das 3,5-fache höher als bei Kulturgemüse. Auch bei den Mineralstoffen und Spurenelementen wie Kalium, Phosphor, Magnesium, Calcium und Eisen liegt Wildgemüse durchgehend bei der 1,5-fachen bis 4-fachen Menge. Der Mittelwert bei Provitamin A ist bei Wildgemüse mehr als doppelt so hoch wie bei Kulturgemüse (ohne Karotten) – alle Werte in mg pro 100g essbaren Anteils.

**Die hier genannten Werte entstammen folgender Quelle: Kulturgemüse: Souci, Fachmann, Kraut: Die Zusammensetzung der Lebensmittel 1986/87, Wildgemüse: Franke und Kensbock 1981, Schneider 1984*

Aber nicht nur der hohe Nährstoffgehalt von Wildkräutern ist beeindruckend, sondern auch die Tatsache, dass Kräuter in ihrer Vielfalt alle dem menschlichen Organismus dienlichen Mikronährstoffe in perfekter Ausgewogenheit enthalten. Hierzu zählen neben den Vitaminen und Mineralstoffen auch Mengenelemente und Spurenelemente, essenzielle Fettsäuren, Enzyme, Aminosäuren, Mineralsalze, Chlorophyll, Zellulose und Ballaststoffe. Diese Stoffe benötigt unser Körper für seine vielfältigen Zell- und Organfunktionen.

Eine ausreichende Versorgung mit Mikronährstoffen ist also wichtig, um die Aufrechterhaltung von Gesundheit und sportlicher Leistung sicherzustellen. Viele Stoffwechselvorgänge sind auf eine ausreichende Mikronährstoffzufuhr angewiesen, denn stark erhöhte körperliche Aktivität führt zu einer Beschleunigung und Aktivierung vieler Stoffwechselprozesse. Beim Sport muss Gewebe laufend repariert und aufgebaut werden und es gehen vermehrt Mikronährstoffe verloren – zum Beispiel Salz, das vor allem über die Bildung von Schweiß ausgeschieden wird. Natürlich sind diese Verluste individuell sehr unterschiedlich. Auch Zink und Eisen sind in Schweiß nachgewiesen. Somit kann sich der erhöhte Bedarf an Mikronährstoffen individuell über den Normalbedarf hinaus steigern.

Hier eine Übersicht der Mikronährstoffe, die für Sportler und aktive Menschen von besonderer Bedeutung sind bzw. oft fehlen und eine Auswahl an Wildpflanzen, in denen diese Stoffe zu finden sind.

VIT C, VIT E, ß-CAROTIN/PROVITAMIN A, VIT A

Prozessoptimierer, enthalten viele Antioxidantien

FUNKTIONEN

im menschlichen Körper

VIT C:

- stärkt Immunsystem
- Antioxidans
- beteiligt an Stoffwechselprozessen und am Aufbau von Bindegewebe, Knochen und Zähnen

Vit E:

- ist Bestandteil aller Körperzellwände
- antioxidative Abwehr
- Immunfunktion
- Signalweiterleitung

ß-Carotin/Provitamin A, Vit A:

- am Sehvorgang beteiligt
- Zellwachstum & Zelldifferenzierung
- Zellkommunikation
- Embryogenese
- an Infektabwehr beteiligt
- Aufbau und Erhalt von Haut und Schleimhaut

ENTHALTEN

in folgenden Wildkräutern

Vit C: Gänsefingerkraut, Großer Wiesenknopf, Schmalblättriges Weidenröschen, Große Brennnessel, Hagebutten, Bärlauch

Vit E: Löwenzahn, Gänseblümchen, Große Brennnessel, Brombeere, Walderdbeere

ß-Carotin/Provitamin A, Vit A: Rotklee, Guter Heinrich, Wilde Malve, Löwenzahn, Großer Wiesenknopf, Große Brennnessel, Giersch, Brombeere

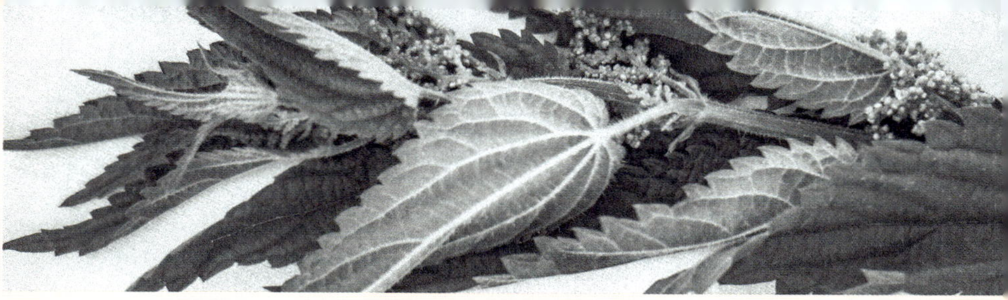

Brennnessel *[Urtica dioica, Urtica urens]*

KALZIUM

für starke Knochen und Muskeln

- wichtiger Bestandteil für Knochen und Zähne
- wichtiger Faktor bei Blutgerinnung
- unerlässlich für Funktion jeder Körperzelle
- an Reizübertragung in Nervenzellen beteiligt
- Aufrechterhaltung der Funktion von Zellen, Nerven, Muskeln, Herz, Nieren, Lungen, Blutgerinnung sowie Hormonabgabe
- Aktiviert zahlreiche Enzyme

Gleichzeitiger Mangel von Kalzium und Vitamin D erhöht das Risiko für Ermüdungsbrüche und eine zu geringe Knochendichte.

Brennnessel, Knopfkraut, Bärenklau, Huflattich, Vogelmiere, Gänseblümchen

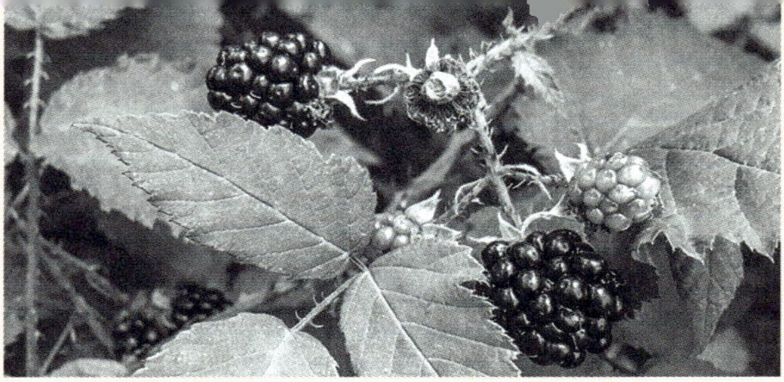

Brombeere *[Rubus fructicosus]*

B-VITAMINE

Leistungs-Pusher

FUNKTIONEN

im menschlichen Körper

- an diversen Stoffwechselprozessen beteiligt
- Zuständig für optimale Energieproduktion
- Wichtig für Aufbau und Reparatur von Gewebe und Produktion von Blutzellen
- Funktionen im Nervensystem

ENTHALTEN

in folgenden Wildkräutern

Gewöhnlicher Feldsalat (Rapunzel), Gewöhnliche Hasel, Bucheckern (B6), Feld-Kresse, Schwarzer Holunder, Brombeere, Walderdbeere, Wilde Möhre, Spitz- und Breitwegerich

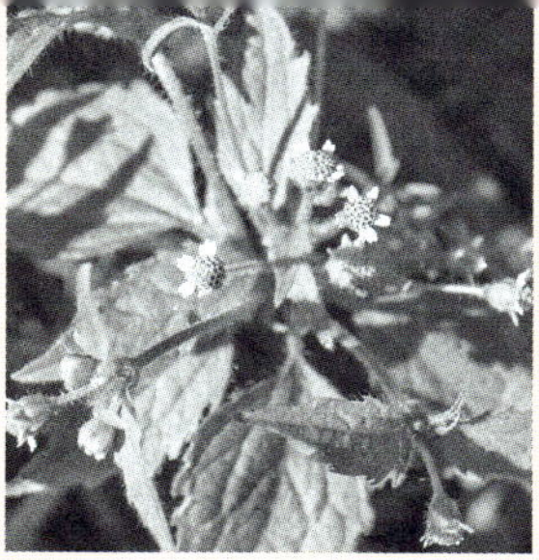

Knopfkraut *[Galinsoga parviflora]*

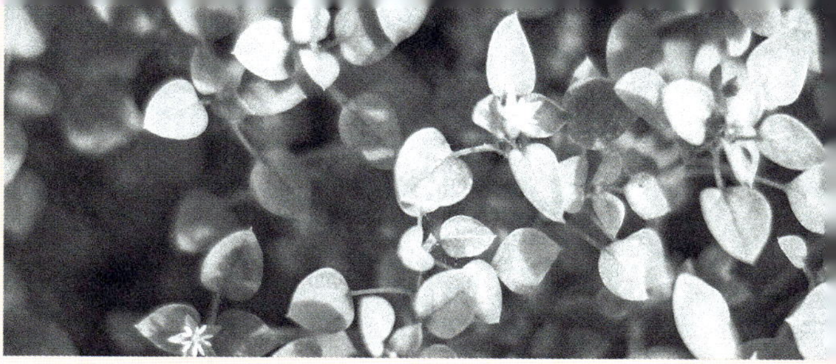

Vogelmiere *[Stellaria media]*

EISEN

Sauerstofftransporteur

- Transport von Sauerstoff in unserem Körper, dieser ist zentral für körperliche Leistung, vor allem Ausdauer, aber auch für die reguläre Funktion zahlreicher Körperfunktionen (z. B. Immunsystem)

Kleinblütiges Knopfkraut, Vogelmiere, Große Brennnessel

MAGNESIUM

Steuerzentrale, fördert Knochenmineralisierung

- Vielseitige Wirkungen im Zellstoffwechsel, Mangel beeinträchtigt Ausdauerleistung und erhöht gleichzeitig Sauerstoffbedarf beim Sport
- wirkt entspannend auf die Muskulatur und ist an Reizübertragung von Nerven auf Muskeln beteiligt
- aktiviert zahlreiche Enzyme

Weißer Gänsefuß, Schmalblättriges Weidenröschen, Vogelmiere, Bärenklau

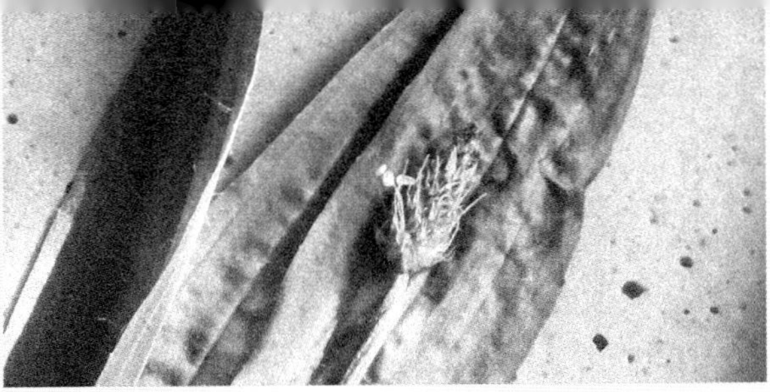

Spitzwegerich *[Palantago lanceolata]*

ZINK

Kooperationspartner für Enzyme,
die am Energiestoffwechsel beteiligt sind

FUNKTIONEN

im menschlichen Körper

- Unterstützt das Immunsystem, Schilddrüse, Energiebereitstellung, Reparatur von Muskeln
- generell hat Zinkmangel negativen Einfluss auf die Gesundheit und die Leistung von Athleten
- antioxidative Eigenschaften

ENTHALTEN

in folgenden Wildkräutern

Taubnessel, Weißer Gänsefuß, Giersch, Spitz- und Breitwegerich

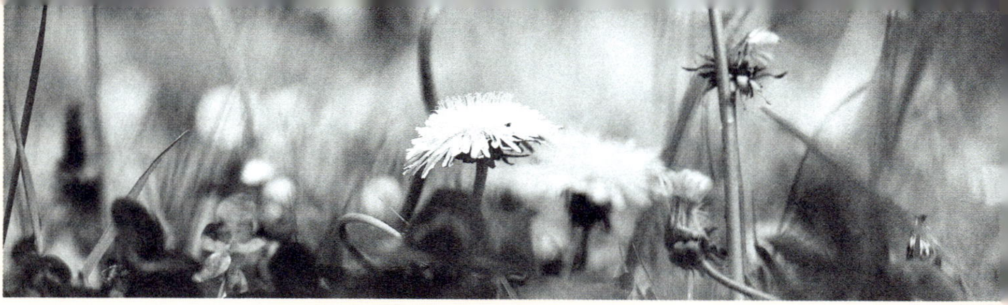

Löwenzahn *[Taraxacum officinale]*

NATRIUM & KALIUM

Flüssigkeitsregler

Hoher Flüssigkeitsverlust (Schweiß) führt zu erhöhtem Bedarf, dadurch können Verschiebungen im Elektrolythaushalt entstehen, die negative Auswirkungen auf Gesundheit und Leistung haben

- regeln Wasserhaushalt
- halten Spannung in und zwischen den Zellen aufrecht
- Muskelkontraktion
- Blutdruckregulation
- Wichtig für Übertragung von Nervenreizen
- Regulation des osmotischen Drucks
- Kalium:
  - speziell an Herzfunktion und Blutdruckregulation beteiligt
  - Aktiviert zahlreiche Enzyme

Gänseblümchen, Löwenzahn, Taubnessel, Bärlauch, Spitz- und Breitwegerich, Vogelmiere, Wilde Möhre, Giersch

DER UNGEAHNTE BONUS: SEKUNDÄRE PFLANZENSTOFFE

Kulturpflanzen dienen in erster Linie als Nahrungsmittelquelle einer Hauptkomponente – den sogenannten primären Inhaltsstoffen, dazu zählen Zucker, Kohlenhydrate, Öle, Fette und Eiweiße. Wildpflanzen dagegen können neben der hohen Nährstoffdichte und der geballten Ladung an Mikronährstoffen noch viel mehr: Aufgrund ihrer sekundären Pflanzenstoffe verfügen diese über eine komplexe Wirkstoffkombination, wodurch die Pflanzen neben der Ernährung gleichzeitig auch für den Bereich der Heilung (medizinisch) und der Pflege (kosmetisch) äußerst wertvoll sind.

Sekundäre Pflanzenstoffe, auch Phytamine oder bioaktive Substanzen genannt, dienen der Pflanze in erster Linie als Fraß- und Hitzeschutz, aber auch als Schutz vor Krankheitserregern, zur mechanischen Stabilisierung, als Lockstoff, Verdunstungsschutz und als Farbstoff.

Aus ernährungsphysiologischer Sicht zählen sekundäre Pflanzenstoffe somit nicht zu den Nährstoffen, da sie nicht lebensnotwendig für uns sind und unser Körper sie nicht als Baustoffe benutzt. Dennoch haben sie einen sehr hohen Wert für uns. Sie sind es, die uns unterstützen, pflegen und heilen.

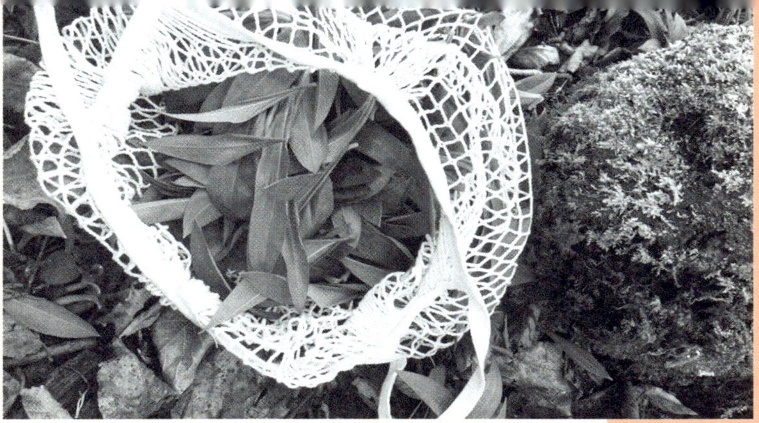

Die vielfältige Bedeutung der sekundären Pflanzenstoffe für den Menschen kann wie folgt zusammengefasst werden: Sie beinhalten Farb- und Aromastoffe, können antiparasitär, antimikrobiell, antiviral und antioxidativ wirken, sie stärken das Immunsystem, sind verdauungsfördernd und appetitanregend, sie senken den Blutdruck, können Entzündungen hemmen, den Hormonhaushalt regulieren und wirken insgesamt regenerativ.

ZU DEN SEKUNDÄREN PFLANZENSTOFFEN ZÄHLEN UNTER ANDEREM:

- Alkaloide (vielfältige Wirkungen, oft giftig)
- Allantoin (beschleunigt Zellregeneration, beruhigt)
- Ätherische Öle (antiseptisch, antibakteriell, heilsam für Verdauungstrakt)
- Bitterstoffe (regen Magen- und Gallensaftsekretion und damit Appetit und Verdauung an, wirken als heimliche Zellprotektoren)
- Gerbstoffe/Tannine (entzündungshemmend, antiviral, antibakteriell, magenreizend, verhindern Infektionen, fördern Wundheilung)

- Schleimstoffe (reizmildernd, einhüllend, entzündungshemmend, leicht abführend)
- Glykoside – chemisch gesehen Zuckermolekül und Aglykon (Nichtzucker)
  Verschiedene Stoffgruppen:
  - Cumarine (aromatische Duftstoffe, stärkende Mechanismen, zu viel davon schadet dem Organismus, wirken durchblutungsfördernd)
  - Flavonoide (antibakteriell, antiviral, antioxidativ, gefäßstärkend)
  - Blausäureglykoside – Geruch nach Bittermandeln, in hohen Dosen giftig
  - Senfölglykoside – antibakteriell, keimtötend, durchblutungsfördernd
  - Herzglykoside – giftig (Einsatz nur medizinisch, da genaue Dosierung nötig)
  - Saponine – entzündungshemmend, harntreibend, schleimtreibend und schleimlösend, hormonstimulierend

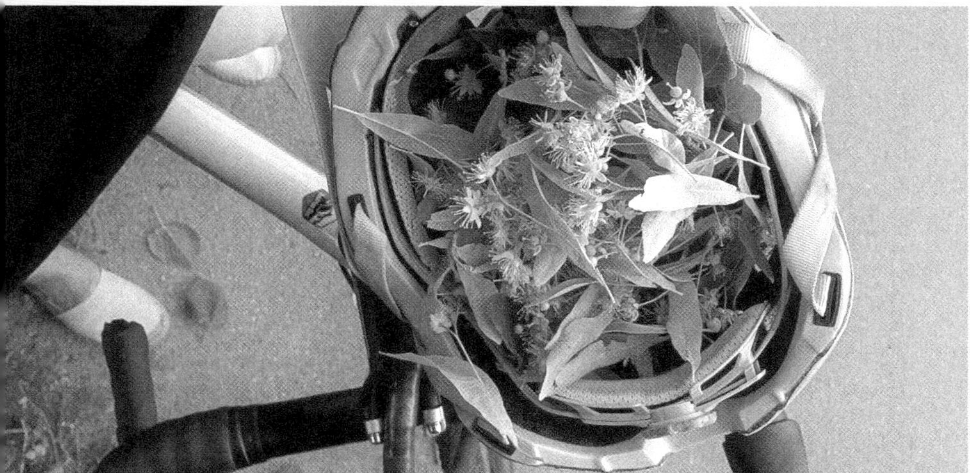

Insgesamt belaufen sich die Schätzungen zur Anzahl der sekundären Pflanzenstoffe auf etwa 80.000 bekannter Sekundärstoffe in höheren Pflanzen (also Gefäß- beziehungsweise Blütenpflanzen), wobei ca. 5.000 bis 10.000 in unserer Nahrung vorkommen. Doch dieses Gebiet ist vergleichsweise wenig erforscht und so wird es noch dauern, bis die volle Tragweite der Wirkung von sekundären Pflanzenstoffen bekannt ist.

Betrachten wir die in den Wildkräutern enthaltenen Mikronährstoffe und sekundären Pflanzeninhaltsstoffe und ihre Funktionen noch mal genauer:
Mineralsalze regenerieren unsere Zellen, ätherische Öle stärken die Verdauungsorgane und Nerven und wirken entzündungshemmend, Zellulose liefert Ballaststoffe und senkt den Cholesterinspiegel. Das dunkelgrüne Chlorophyll wirkt antibakteriell und geruchshemmend, Schleimstoffe mildern Reizungen und Entzündungen. Pflanzliche Enzyme wirken als sogenannte „Biokatalysatoren", die den Stoffwechsel beschleunigen, Gerb- und Bitterstoffe binden die Eiweiße auf den Schleimhäuten und wirken dadurch Infektionen entgegen, sie regen die Magensäfte an und unterstützen die Leber. Saponine helfen unsere Atemwege zu befreien und unterstützen den gesamten Organismus.

Eines steht jedenfalls fest: Sekundäre Pflanzenstoffe können unserer Gesundheit so manche Hilfestellung geben – doch erst die Mischung und die Vielfalt der sekundären Pflanzenstoffe liefert den eigentlichen Schutz. Einzelne Wirkstoffe können nie die Heilwirkung erbringen, die von den Tausenden sekundären

Pflanzenstoffen in Kombination ausgeht. Sehen wir uns zum Beispiel das bekannte Medikament Aspirin an: Es enthält den einzeln isolierten (beziehungsweise synthetisch hergestellten) Wirkstoff „Acetylsalicylsäure" – dieser kommt in natürlicher Form auch in der Wildpflanze Mädesüß vor, hier allerdings nicht alleine, sondern in Kombination mit vielen weiteren Wirkstoffen, die im Zusammenspiel eine noch breitere Wirkung entfalten können.

Im Vergleich zu Nahrungsergänzungsmitteln und Medikamenten besitzen Wildkräuter also nicht nur einen isolierten Wirkstoff, sondern aufgrund der vielfältigen Zusammensetzung einen ganzen Wirkstoffkomplex und können so in verschiedener Hinsicht nützlich sein. Auch in aktuellen klinischen Studien wird vermehrt betont, dass bei einigen Pflanzen nicht nur eine isolierte Monosubstanz zur Wirkung kommt, sondern die volle Heilkraft einer Pflanze auf der gesamten Komposition einer Vielzahl von Inhaltsstoffen, wie sie als Gesamtheit nur in der jeweiligen Pflanze vorzufinden ist, beruht. Dabei spielen die pflanzlichen Begleitstoffe in ihrer Vielfalt eine wichtige Rolle. Sie erhöhen unter anderem die Bioverfügbarkeit von Wirkstoffen im Gesamtextrakt gegenüber Monosubstanzen. Pflanzen sind Vielstoffgemische, deren Inhaltsstoffe interagieren – in additiver Form und oft auch im Zusammenspiel. Deshalb sollte die gesamte Mischung als pharmakologisch aktiver Wirkstoffkomplex angesehen werden.

Und nicht nur das: Einige der sekundären Pflanzenstoffe weisen eine weitere wichtige Eigenschaft auf: Sie können sogenannte „freie Radikale" abfangen und dadurch antioxidativ wirken. Dazu zählen Flavonoide,

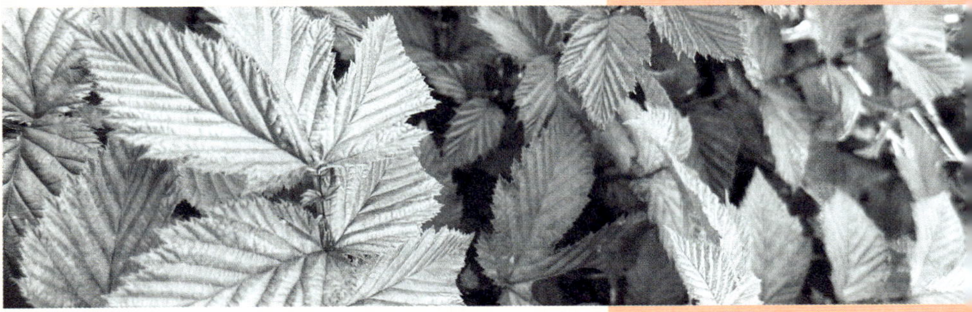

Mädesüß *[Filipendula ulmaria]*

Phenolsäuren, Carotinoide, Phytoöstrogene, Glucosinulate, Sulfide, Monoterpene, Saponine und Phytosterole. Die Bildung freier Radikale ist auf Fehlleistungen im Energiestoffwechsel auf Zellebene zurückzuführen. Antioxidantien können diese freien Radikale auffangen und so einen Überschuss dieser Moleküle verhindern, die unerwünschte chemische Reaktionen hervorrufen können. Aus diesem Grund werden sie auch „Radikalfänger" genannt. Speziell bei aktiven Menschen, die hohen körperlichen Anstrengungen ausgesetzt sind, kann im Körper oxidativer Stress ausgelöst werden. Freie Radikale schaden dem Körper in vielfältiger Weise: Sie rauben der Haut ihre Spannkraft und begünstigen Venenschwäche und Krampfadern. Sie schädigen die Blutgefäße – dies kann sich in Form von Bluthochdruck und anderen Herz-Kreislauf-Problemen bemerkbar machen. Weiters schwächen sie die Sehkraft, können die Gefäße des Gehirns angreifen und im schlimmsten Fall zu einem Schlaganfall führen. Werden die Nerven im Gehirn in Mitleidenschaft gezogen, wird die Aufmerksamkeit geschwächt und Demenz begünstigt. Außerdem können freie Radikale das Kollagen im Knorpelgewebe angreifen und durch die Veränderung der molekularen Struktur zu Gelenksbeschwerden wie Arthritis beitragen.

Antioxidativ wirkende Stoffe schützen die Zellwände vor oxidativen Schäden. Sie finden sich neben der Gruppe der sekundären Pflanzenstoffe auch in den anderen großen Gruppen der Vitamine, Mineralien, Spurenelemente und Enzyme. Antioxidantien sind unter anderem enthalten in Heidelbeeren, Brombeeren oder Oregano beziehungsweise Dost (4x mehr als in Heidelbeeren), Schwarzem Holunder und Färberwau. Aber auch Dill, Pfefferminze, Basilikum sowie lauchartige Kräuter bzw. Gemüse, Hagebutten, Petersilie, Melisse, Löwenzahn, Frauenmantel Traubenkerne, dunkle Schokolade, grüner Tee u. v. m. weisen beachtliche Werte an Antioxidantien auf.

Falls nun aber die DNA der Zellen beschädigt wird, kann es zu einer Entartung der Zelle kommen. Normalerweise sollten die körpereigenen Mechanismen diese fehlgeleitete Zelle aus dem Verkehr ziehen – wenn dies jedoch aufgrund verschiedener Faktoren nicht stattfindet, kann sich diese Zelle vermehren und einen Tumor bilden – im schlimmsten Fall Krebs.
Für ihr besonders zellschützendes und somit krebsfeindliches Potenzial sind unter anderem auch bekannt: Echtes Labkraut, Hauswurz, Meisterwurz, Mariendistel, Gemeiner Bocksdorn und Mistel. Rotklee kann unter Umständen das Risiko, an hormonabhängigem Krebs zu erkranken, mindern. Auch die Braunelle wird in der TCM bei Krebs verwendet. Und in Studien wird untersucht, dass das Echte Johanniskraut aufgrund der lichtempfindlichen Wirkung bei einer Krebstherapie die Vernichtung entarteter Zellen fördern könnte. Die Wegwarte und ihre Verwandten Chicorée, Zuckerhut, Radicchio und die Endivie stärken die Darmzellen und krebsabwehrende Bakterien und unterstützen im ständigen Abwehrkampf gegen

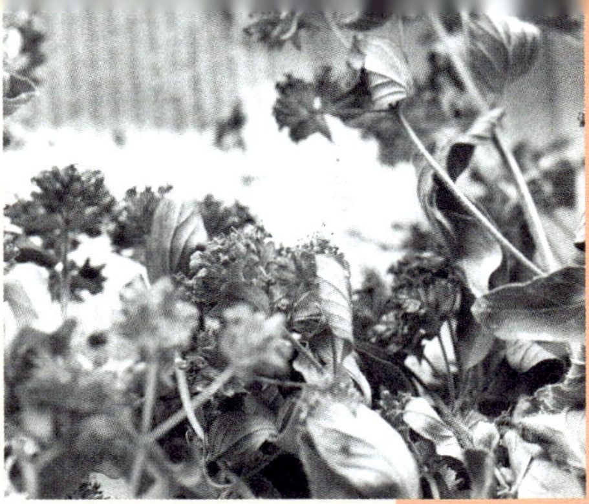

Dost *[Origanum vulgare]*

Entartung und Schadstoffe. Die Kapuzinerkresse als natürliches Antibiotikum kann auch wachstumshemmend und zelltötend auf verschiedene Krebsarten und Tumorzellen wirken. Grund genug also, um mehr Antioxidantien in die eigene Ernährung zu integrieren. Im folgenden Abschnitt widmen wir uns den sogenannten Einschleuser-Pflanzen, die bei der Aufnahme bestimmter Nährstoffe unterstützen können.

EINSCHLEUSER-PFLANZEN

In manchen Fällen kann es sein, dass der Körper trotz vollwertiger Ernährung bestimmte Mineralien, Spurenelemente oder auch Vitamine nicht richtig aufnehmen kann. Obwohl diese also ausreichend zugeführt werden, hat der Körper Probleme, sie zu verwerten. Oft wird diese Störung bei Blutuntersuchungen nicht entdeckt und belastet den gesamten Organismus. Die Folge ist, dass man sich „schlapp" fühlt und nicht so recht weiß, warum. Auch bei der zusätzlichen Einnahme von (vor allem chemisch hergestellten) Präparaten kann es vorkommen, dass diese nicht ausreichend resorbiert werden können.

Anders ist es bei jenen Pflanzen, die die unterschiedlichen Mineralien bereits aus dem Boden gelöst haben. Sie besitzen mehr Resorptionsinformation als die chemischen Mineralstoffe und dadurch eine höhere Bioverfügbarkeit. Mit Bioverfügbarkeit meint man, wie schnell der Stoff aufgenommen werden kann und am Wirkort zur Verfügung steht.

Wenn also die Resorption gestört ist, können sogenannte Einschleuser-Pflanzen gute Dienste leisten. Sie wirken als Zellkommunikatoren und treten vor allem bei den Mengen- und Spurenelementen in Funktion. Die Einschleuser-Pflanzen helfen dem Körper bei der Aufnahme bestimmter Mikronährstoffe.

FOLGENDE PFLANZEN KÖNNEN ALS EINSCHLEUSER FÜR BESTIMMTE MIKRONÄHRSTOFFE DIENEN:

- Magnesium: Kamille, Ackerschachtelhalm, Rosskastanie, Huflattich, Schlüsselblume
- Kalzium: Löwenzahn, Gänsefingerkraut, Steinklee, Weißdorn
- Eisen: Brennnessel, Thymian/Quendel, Bärlauch, Liebstöckel
- Kupfer: Brombeere
- Natrium: Ackerschachtelhalm, Goldrute, Malve, Schafgarbe
- Kalium: Königskerze, Bitterklee, Melisse, Stiefmütterchen, Wegwarte
- Kieselsäure: Ackerschachtelhalm, Eiche, Hafer, Queckenwurzel, Vogelknöterich

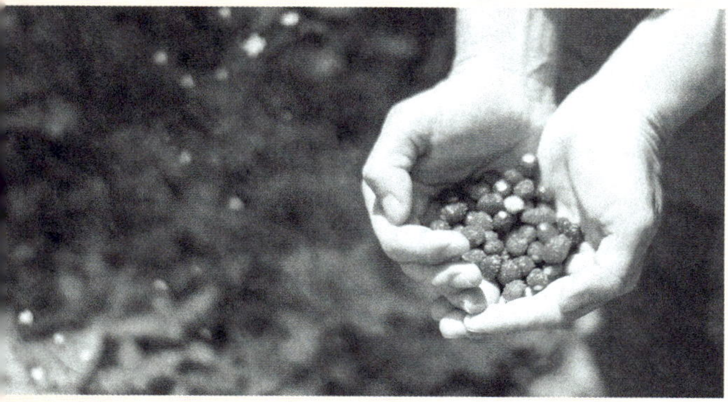

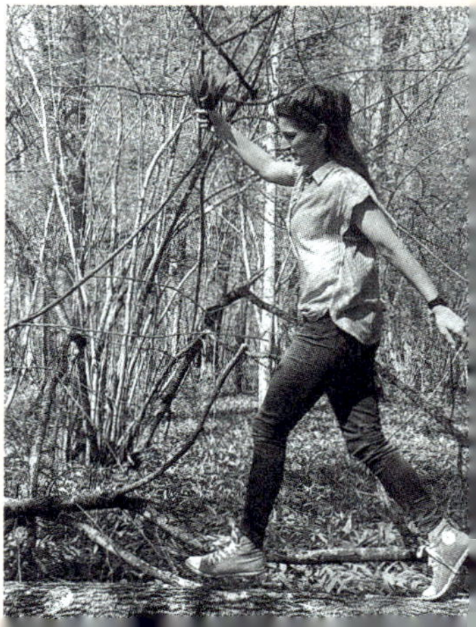

Eine der Pflanzen mit der größten Breitbandwirkung als genereller Einschleuser ist Bertram, da dieser in der Lage ist, Wertstoffe aus den Lebensmitteln in den Körperzellen optimal zur Verfügung zu stellen. Schon Hildegard von Bingen empfahl 1–3 Messerspitzen Bertrampulver über das Essen zu streuen oder mitzukochen. Auch bei der Einnahme von Vitaminen kann Bertram-Gewürz parallel verabreicht werden.

Die Pflanzen können am besten direkt gegessen oder in Form von Tee eingenommen werden (die meisten relevanten Stoffe sind wasserlöslich). Als Grundregel kann folgende Rezeptur gelten: ½ TL auf 1 l Wasser. Malve sollte idealerweise kalt, maximal mit warmem Wasser angesetzt werden, da durch die Hitze sonst die Schleimstoffe zerstört würden.

Natürlich empfiehlt es sich bei ernsthaften Beschwerden oder für konkrete Ernährungsempfehlungen immer eine Ärztin oder einen Arzt beziehungsweise fachkundige Beratung aufzusuchen und Hinweise hinsichtlich Nebenwirkungen und Gegenanzeigen zu beachten!

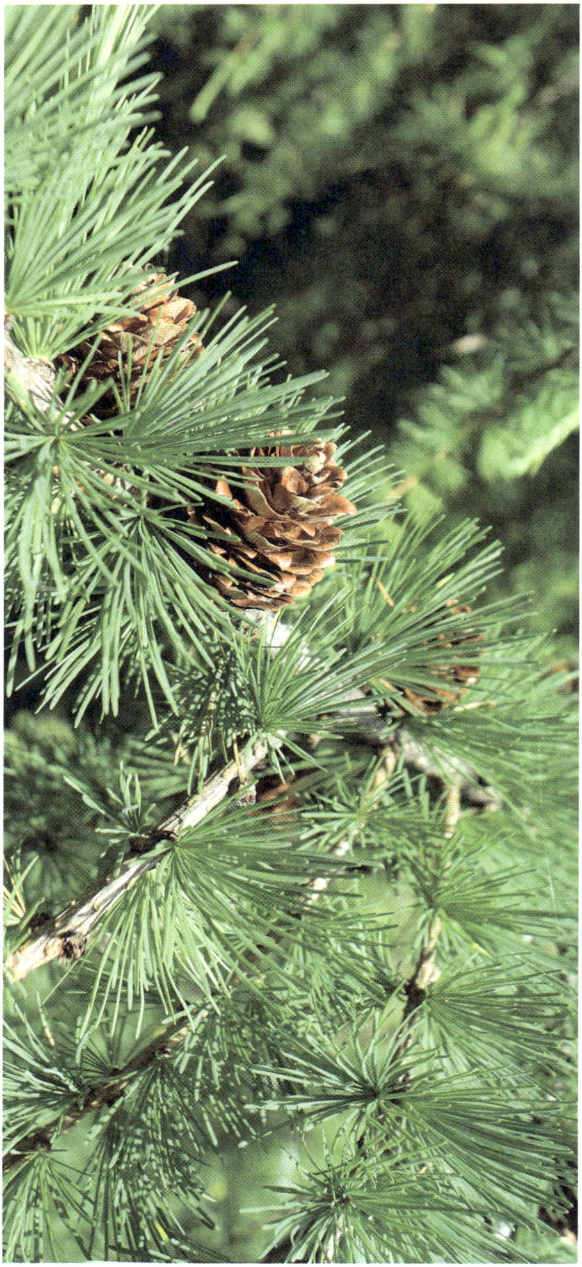

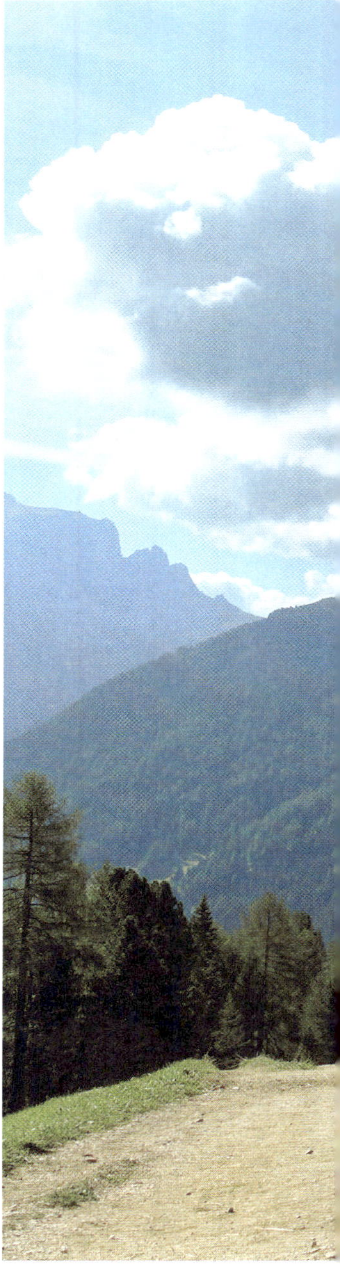

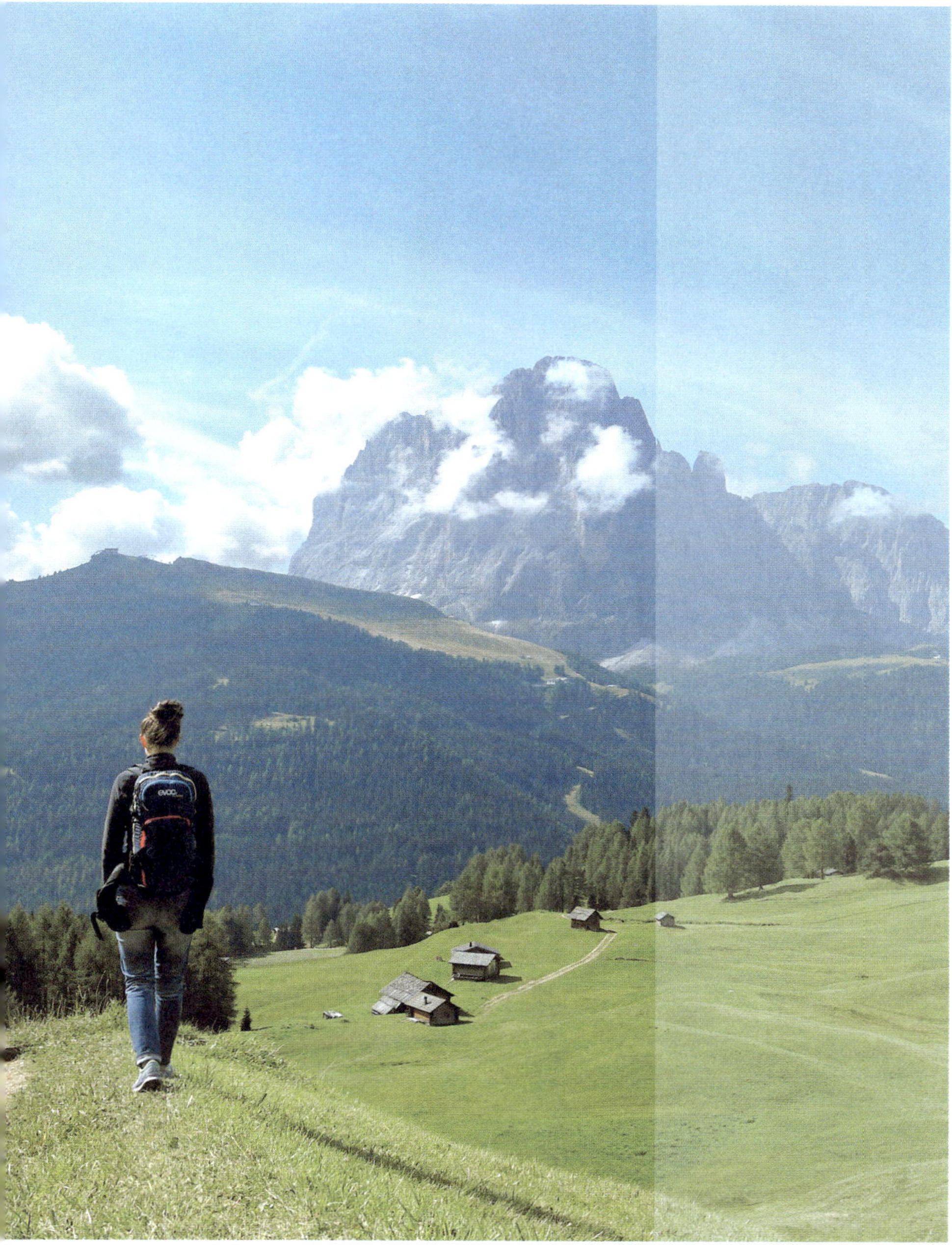

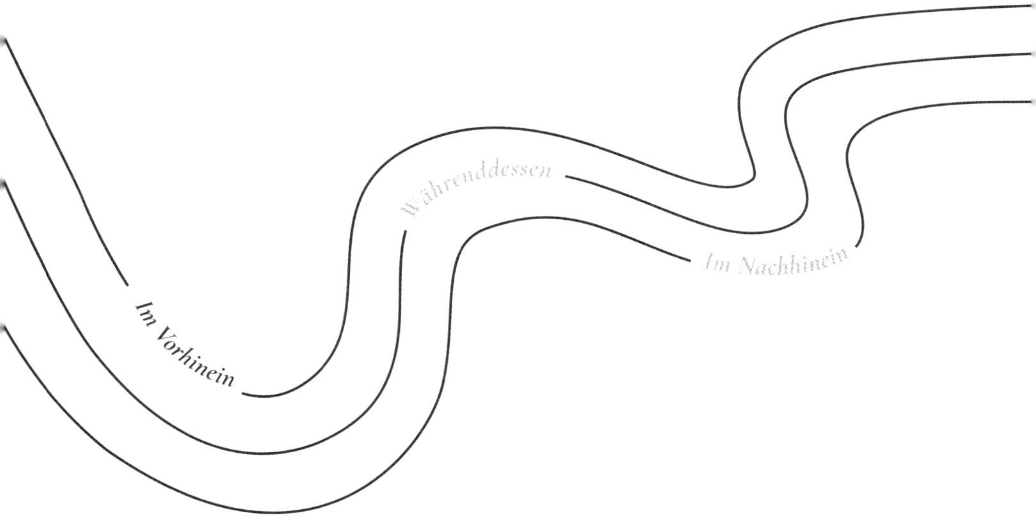
Im Vorhinein
Währenddessen
Im Nachhinein

Präventiv

ideal vorbereitet

Nährstoffe & Immunsystem
Wildkräuter-Smoothie
Hagebutten-Oxymel

Stärkung von Bändern & Gewebe
Ackerschachtelhalm-Tinktur
Frauenmanteltee

Herz & Blutgefäße
Weißdornlikör
Brombeer-Fruchtleder

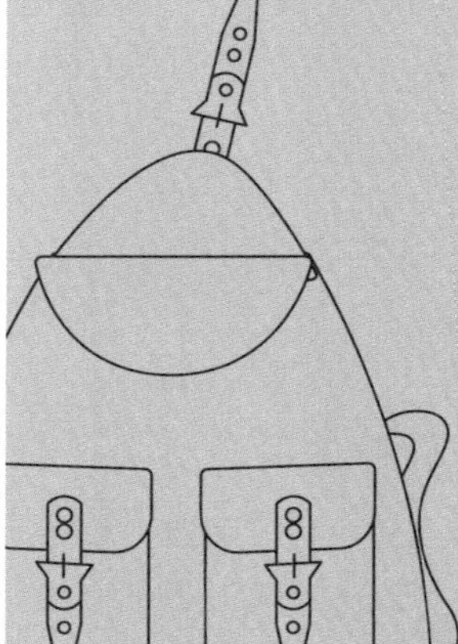

Nachdem wir nun ganz genau Bescheid wissen, nach welchen Wildkräutern wir Ausschau halten sollten und wie wir unserem Körper Gutes tun können, folgen hier einige Anleitungen, wie dies konkret in die Tat umgesetzt werden kann und wie wir unseren Körper optimal auf die bevorstehenden Aktivitäten vorbereiten können.

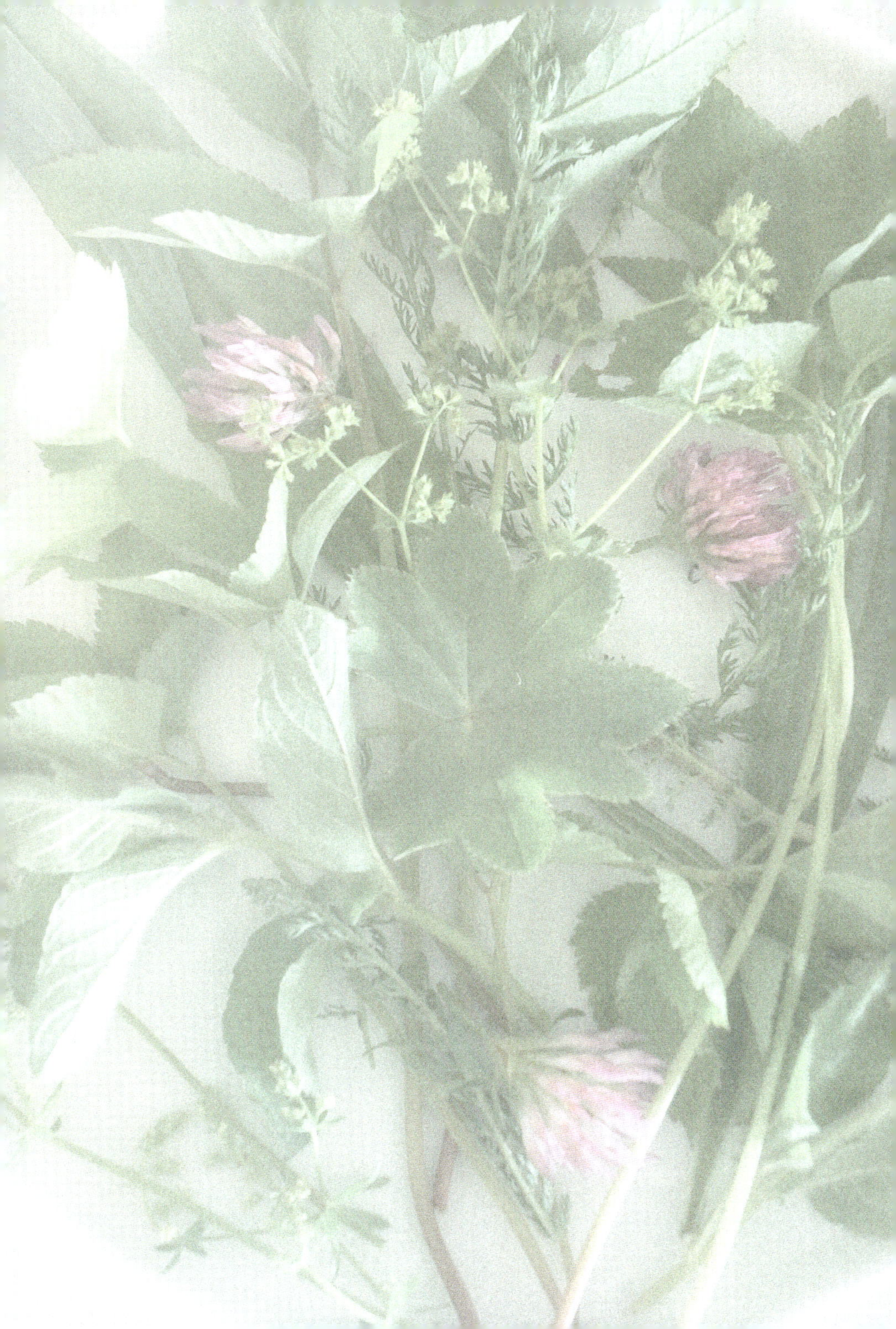

Wildkräuter-Smoothie

Nährstoffzufuhr und Magnesium-Kick

Um unseren Körper laufend mit einer guten Portion an wertvollen Inhaltsstoffen zu versorgen, eignet sich ein Smoothie aus Wildkräutern perfekt, denn dadurch erhalten wir im Handumdrehen die geballte Ladung an wertvollen Nährstoffen. Die Zubereitung ist super leicht und ihr könnt die Zutaten nach Belieben auswählen und ergänzen. So fällt die Vorbereitung für sportliche Aktivitäten sehr genussvoll aus.

Besonders bei Magnesium ist eine ausreichende Zufuhr maßgeblich, da es wichtige Aufgaben im Körper aktiver Menschen übernimmt. Es ist die Steuerzentrale, beeinflusst osmotischen Druck und Muskelkontraktion, nimmt eine zentrale Rolle in der Nervenimpulsübertragung ein und löst Enzymaktivitäten aus. Zudem gehört es zu den Mikronährstoffen, die unser Körper nicht selbst produzieren kann und somit über die Nahrung zuführen muss. Mit grünen Wildkräuter-Smoothies gelingt die Versorgung des Körpers mit Magnesium ganz einfach, denn der grüne Farbstoff Chlorophyll hilft dem Körper bei dessen Aufnahme. Dieser Effekt wird mit magnesiumreichen Wildkräutern noch verstärkt.

Folgende Wildkräuter besitzen einen besonders hohen Anteil an Magnesium: Weißer Gänsefuß, Vogelmiere, Schmalblättriges Weidenröschen, Wiesenbärenklau und Brennnessel. Bei den Obstsorten sind die magnesiumreichen Vorreiter Kiwis, Bananen oder – wer es gerne regional halten möchte – Äpfel und Beeren (Himbeeren, Brombeeren).

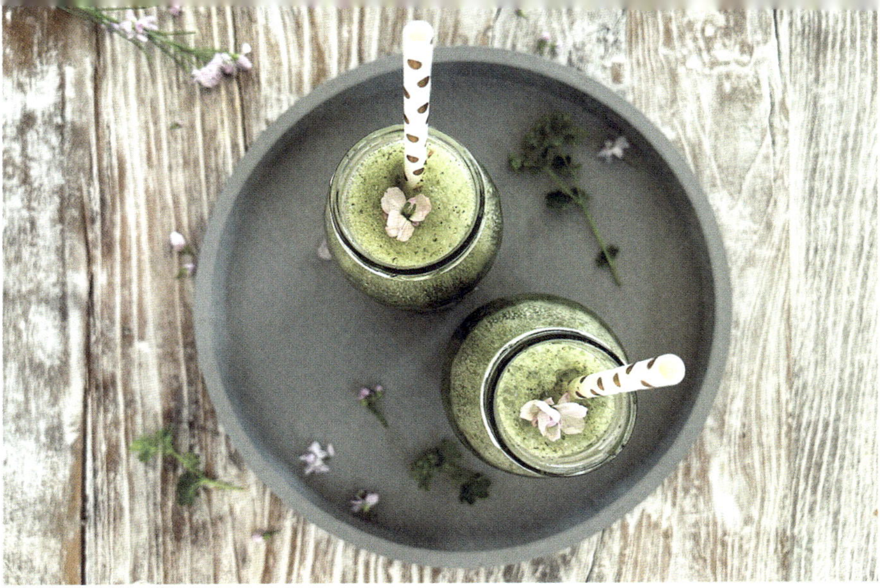

UND DAS BRAUCHST DU DAFÜR:

1 Teil Wildkräuter, Obst und/oder Gemüse:

- eine Handvoll Wildkräuter (z. B. Löwenzahn, Brennnessel, Weißer Gänsefuß, Vogelmiere, Wiesenbärenklau, Schafgarbe, Frauenmantel, Spitzwegerich, Gundelrebe, Wiesenlabkraut, Giersch, Rotklee)
- 1 Banane oder Apfel oder Karotte

1 Teil Flüssigkeit: Apfelsaft naturtrüb (es eignen sich auch Joghurt, Tee, Saft, Wasser, Milch, Pflanzenmilch oder Buttermilch)

Optional Honig oder Agavendicksaft für die Süße

SO GEHT'S:

Alles grob kleinschneiden, mit der Flüssigkeit in einen Mixer geben und zu einer cremigen Masse mixen. Mit etwas Ingwer und dem Saft einer Orange oder Zitrone verleiht ihr dem Ganzen noch einen extra Frische-Kick. Der Smoothie hält je nach Inhalt 1–2 Tage im Kühlschrank. Am besten ist es aber, ihn frisch zu genießen.

TIPP

Im Sommer kann der Smoothie mit ein paar Eiswürfeln als optimale Erfrischung dienen!

— Hagebutten-Oxymel

Immunbooster

Ein Oxymel ist eine Mischung aus Essig (oxy = sauer) und Honig (mel = Honig). Die Grundrezeptur wurde bereits in der Antike zur Stärkung verwendet. In dieser Mischung können Kräuter besonders gut extrahiert werden.

Die **Hagebutte oder Hundsrose** [*Rosa canina*] zählt zu den Vitamin-C-reichsten Pflanzen, die wir in unserer Gegend finden können. Der Vitamin-C-Gehalt der Hagebutte kann je nach Frucht und Standort stark variieren. Im Vergleich zu Zitronen beträgt dieser von 300 bis zu 3000 mg pro 100 g (eine Zitrone kommt auf ca. 50 mg/100 g und kann hier eigentlich gar nicht mithalten).

Neben dem Vitamin C enthält die Hagebutte Fruchtsäuren, Vitamin A und E, B1, B2, K, Mineralstoffe wie etwa Eisen, Magnesium und Natrium, Pektine, Zucker, Gerbstoffe, ätherisches Öl und Flavonoide. Die Hagebutte soll außerdem stoffwechselfördernd, schweiß- und harntreibend, schwach abführend sowie entzündungshemmend wirken.

Gegessen werden im Prinzip alle Hagebutten von den unterschiedlichsten Wildrosensorten (natürlich sollte die Rose komplett unbehandelt und gesund sein). Wenn die Rose abblüht, bilden sich die Samen. Da es sich bei den Hagebutten eigentlich um Scheinfrüchte handelt, sind die tatsächlichen Früchte die Kerne innerhalb der roten Schalen.

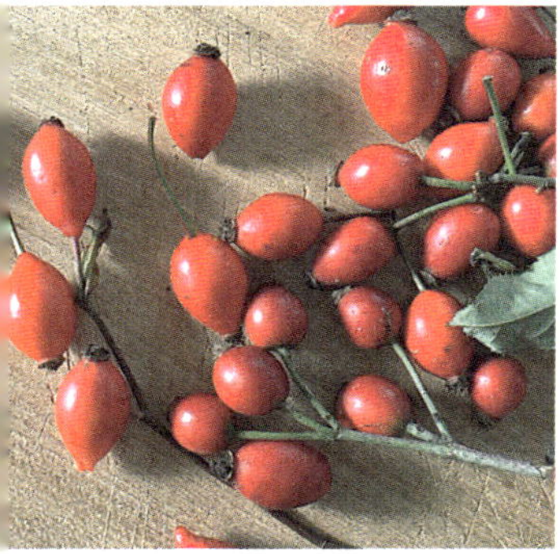

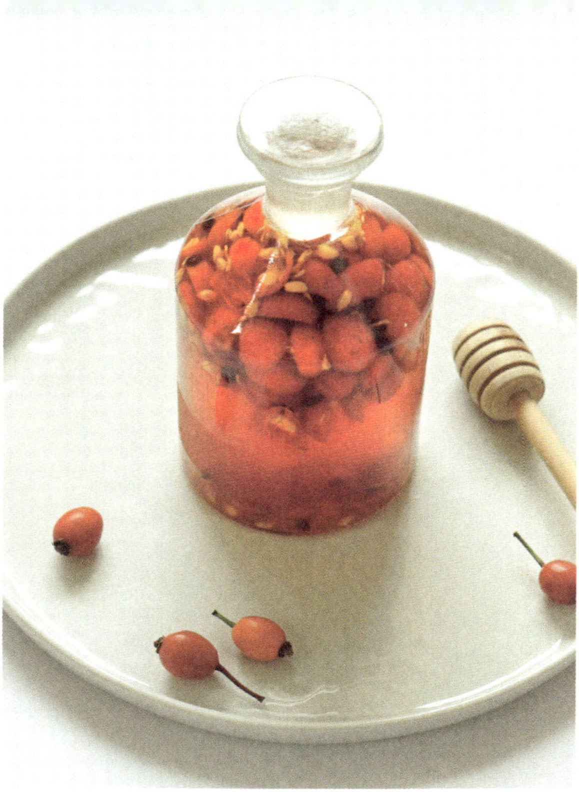

UND DAS BRAUCHST DU DAFÜR:

- ca. 1–2 Teile Hagebutten, fein geschnitten
- 3 Teile hochwertigen Honig (am besten vom lokalen Imker)
- 1 Teil guter Essig

SO GEHT'S:

Hagebutten waschen, alle Zutaten miteinander vermengen, in ein Glas füllen, ca. 3–4 Wochen stehen lassen und danach abseihen.

ANWENDUNG:

Entweder löffelweise pur oder 1 EL in einem Glas Wasser verdünnt genießen. Oder auch einfach als Salatmarinade bzw. für Saucen verwenden!

TIPP

Wer lieber die ganzen Hagebutten zu sich nehmen möchte, für den empfiehlt sich auch das leckere Pulver aus getrockneten Hagebutten inkl. Kernen (kann auch Gelenksbeschwerden entgegenwirken).

— Ackerschachtelhalm/ Zinnkraut Tinktur

Bänder & Gewebe

Der **Ackerschachtelhalm** *[Equisetum arvense]* ist eine der letzten Urzeitpflanzen. Sein botanischer Name weist auf den Beinamen „Rossschwanz" hin, der sich im Volksmund bis heute gehalten hat. Er besitzt unter anderem bis zu 7 Prozent Kieselsäure. Diese (beziehungsweise ihr bestimmender Bestandteil Silizium) aktiviert den Stoffwechsel der Haut, des Bindegewebes und des Unterhautzellengewebes sowie der Sehnen und Bänder und wird allgemein zur Kräftigung und Stärkung eingesetzt. Durch den hohen Kieselsäuregehalt unterstützt der Ackerschachtelhalm auch hervorragend unsere Haut, Haare und Nägel. Da er zudem das Lungengewebe stärkt, wird er in der Volksmedizin unterstützend bei Lungenproblemen wie Husten und Asthma eingesetzt. Bei Wasseransammlungen kann die Pflanze kurmäßig eingenommen werden, da sie es schafft, die Harnmenge zu erhöhen, ohne dabei den Elektrolythaushalt zu beeinflussen. Aufgrund des hohen Gehalts an Kieselsäure wurde der Ackerschachtelhalm früher auch zum Putzen von Zinn verwendet, daher auch sein Beiname „Zinnkraut".

Ackerschachtelhalm ist außerdem eine der wichtigsten Einschleuser-Pflanzen, denn er fördert die Aufnahme von Natrium und Magnesium. Wenn man also unter Natrium- und Magnesiummangel leidet oder deren Aufnahme gestört ist, hat man mit dem Zinnkraut eine biologische Formel gefunden, um dem Organismus die Resorption zu erleichtern. Bandscheibengeschädigte oder Ischiaskranke können es auch mit einem Zinnkraut-Sitzbad versuchen (dazu sollte

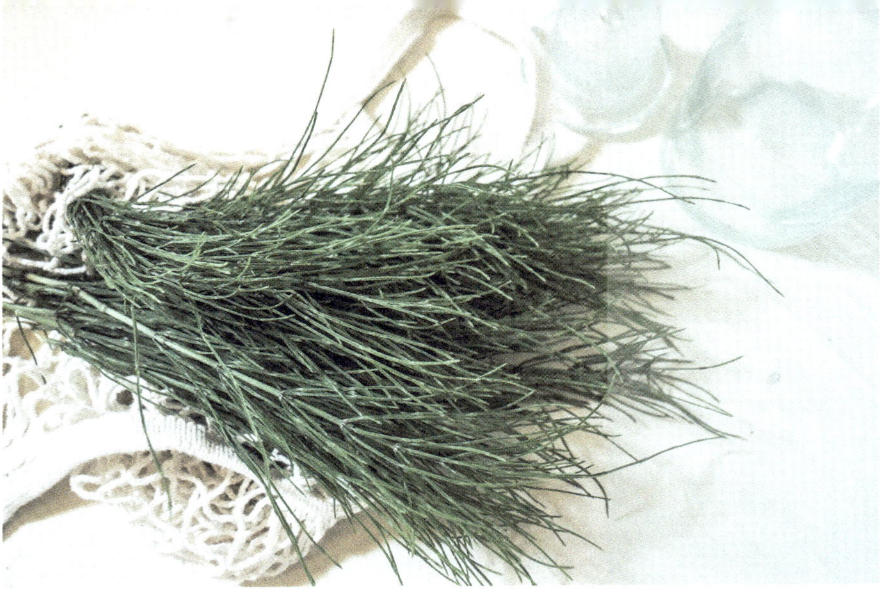

das Wasser nur bis über die Nieren stehen und nicht bis zum Herz reichen). Möchte man einen Aufguss des Ackerschachtelhalms zubereiten, sollte das Kraut für ca. 10 bis 15 Minuten köcheln, damit die Kieselsäure wirklich gelöst werden kann. Der Tee gilt als „Gewebestraffer" bei schwachem Bindegewebe, Blasenschwäche und Gebärmuttervorfall.

WIE ERKENNE ICH DEN ACKERSCHACHTELHALM?
Beim Sammeln sollte man schon etwas Erfahrung haben, da es auch einige Schachtelhalm-Arten gibt, die giftig sind (z. B. Sumpfschachtelhalm).
Das Zinnkraut ist wie nach einem Stecksystem aufgebaut. Zieht man ein Glied des Hauptstängels auseinander, zeigt sich ein Schaft. Danach trennt man die Seitentriebe bis zur ersten Gliedreihe ab. Ist die Höhe der umliegenden Seitentriebe höher als der Schaft, handelt es sich um den Ackerschachtelhalm. Ist jedoch der Schaft höher als die umliegenden Seitentriebe, handelt es sich um den giftigen Sumpfschachtelhalm.

Bei Bindegewebsschwäche empfiehlt sich die Herstellung einer Zinnkraut-Tinktur.

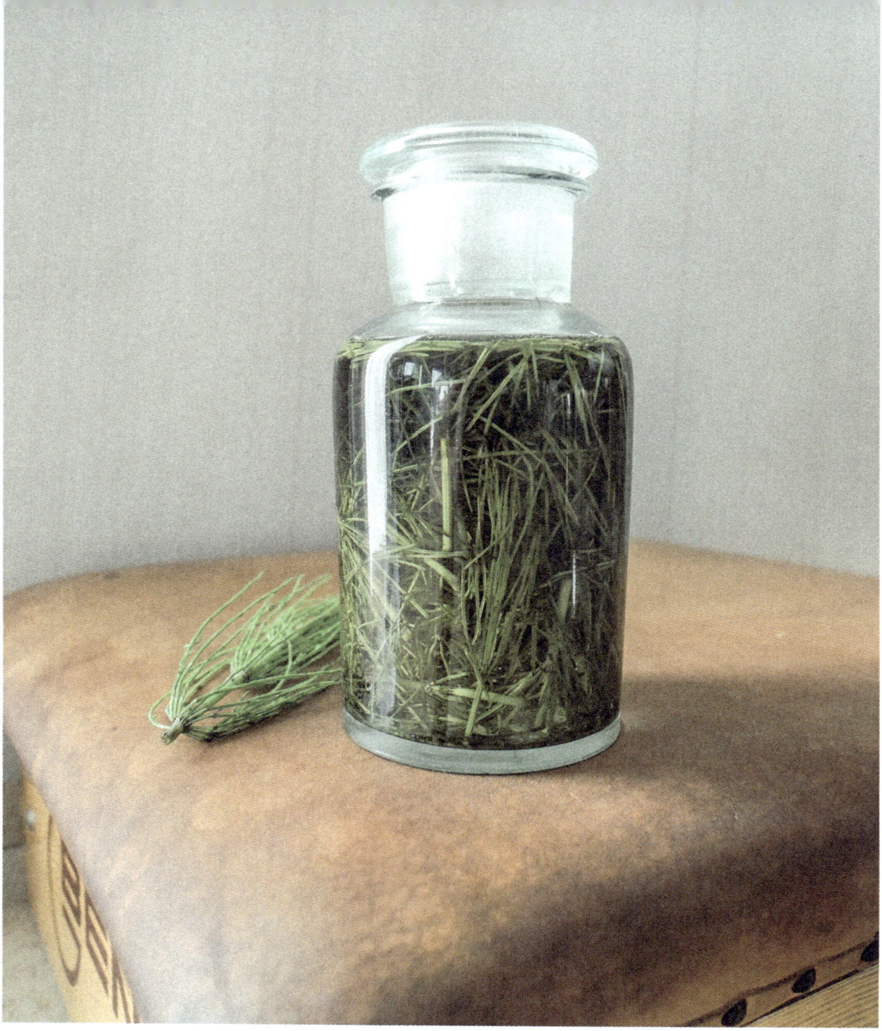

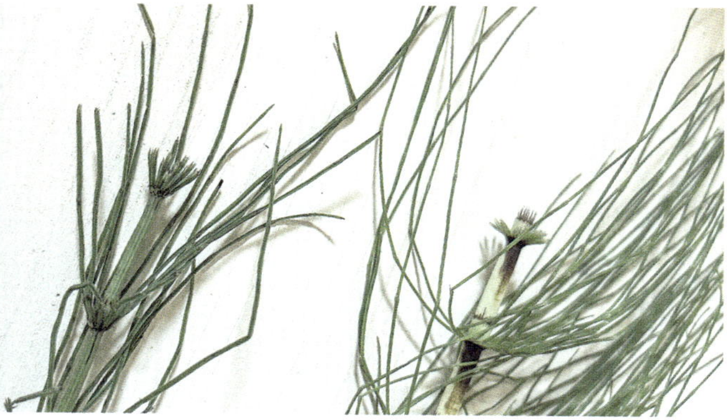

Ackerschachtelhalm (links) vs. Sumpfschachtelhalm (rechts)

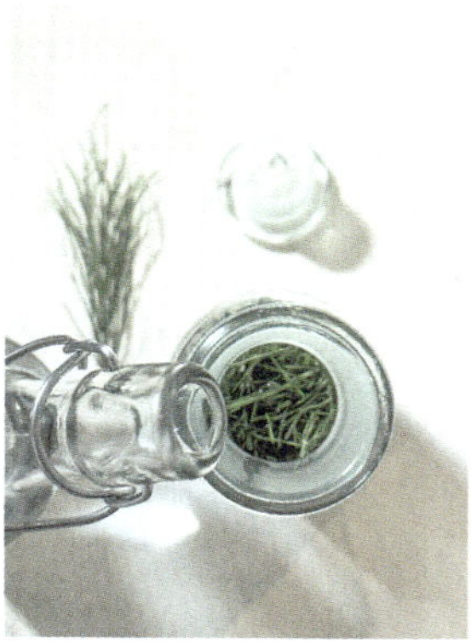

UND DAS BRAUCHST DU DAFÜR:

- 1 Handvoll frisches oder getrocknetes Zinnkraut
- ca. 250 ml Korn (ca. 38%)

SO GEHT'S:

Das Zinnkraut etwas zerkleinern, in ein Schraubglas geben und vollständig mit dem Korn übergießen, sodass die Kräuter gut mit Flüssigkeit bedeckt sind (am besten im Verhältnis 1:1 ansetzen). Im Anschluss mindestens 3–4 Wochen an einen warmen Platz stellen und darauf achten, dass immer genug Alkohol im Glas ist und alle Pflanzenteile durchgehend mit Alkohol bedeckt sind. Danach abseihen und bei Bindegewebsschwäche tropfenweise einnehmen. Während der Schwangerschaft wird von der innerlichen Einnahme aufgrund des Alkoholes abgeraten.

Alternativ kann die Tinktur auch zur äußerlichen Unterstützung der Wundheilung stark verdünnt auf betroffene Stellen aufgetragen werden (5 g für 0,5 Liter) – die Kieselsäure wirkt auch entzündungshemmend.

TIPP

Die Tinktur kann auch in Form von selbstgemachter Kosmetik weiter zum Einsatz kommen (zum Beispiel in einer Körperlotion).

— Frauenmanteltee

Bänder & Gewebe

Der Frauenmantel [*Alchemilla vulgaris*] verdankt seinen botanischen Namen dem Tropfen, der sich oft in den Blattwinkeln sammelt, da er für die Menschen früher ein geheimnisvolles Phänomen war und dem mystische Wirkung zugesprochen wurde. Heute wissen wir, dass es sich dabei um eine Flüssigkeit handelt, welche die Pflanze aktiv von innen „herausschwitzt", um den pflanzeneigenen Saftstrom in Gang zu halten. Der Tropfen wird auch „Guttation" genannt.

Frauenmantel ist in erster Linie eine Gerbstoff-Pflanze. Er wirkt zusammenziehend, straffend und soll sogar freie Radikale abfangen. Mehr zum Thema „freie Radikale" nachzulesen auf Seite 58.

Vor allem in Form eines Tees stärkt der Frauenmantel Bänder und Gewebe. Es empfiehlt sich, bereits im Kindesalter Frauenmanteltee zu trinken, um hier entsprechend Unterstützung zu leisten und etwaigen Bruchverletzungen durch Stärkung der Bänder und des Gewebes vorzubeugen.

UND DAS BRAUCHST DU DAFÜR:

- 1 EL getrocknetes oder eine Handvoll frisches Frauenmantelkraut
- 250 ml heißes Wasser

SO GEHT'S:

Das Kraut mit dem heißen Wasser übergießen und ca. 10 Minuten ziehen lassen. Man kann bis zu 3 Tassen täglich trinken.

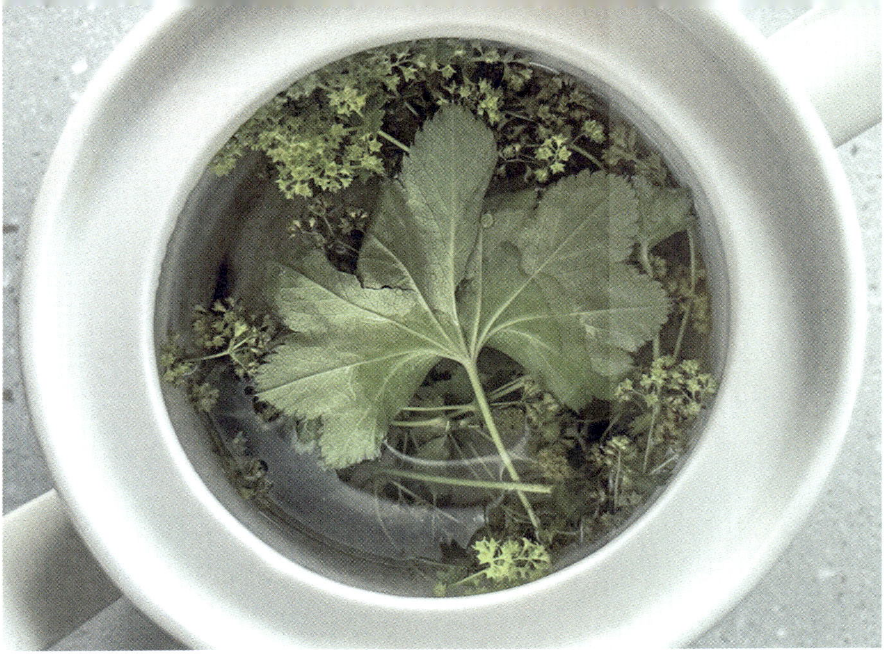

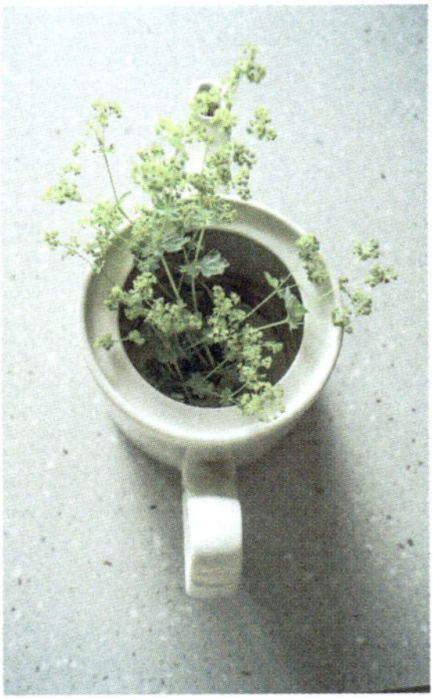

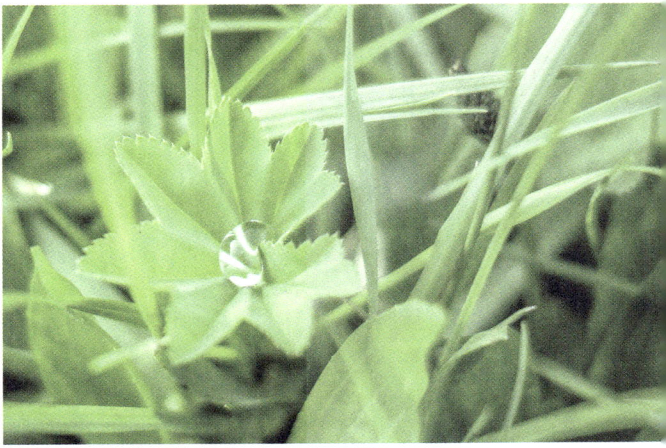

TIPP

Der verwandte Silbermantel [Alchemilla alpina] wächst im Gebirge und gilt sogar als noch heilsamer als sein Bruder aus niedrigeren Gefilden.

Weißdornlikör

Herzstärkung

Als aktive Menschen dürfen wir nicht vergessen, regelmäßig unser Herz zu stärken. Und was gäbe es Genussvolleres, als dies ab und zu mit einem Gläschen Likör zu tun?

Weißdorn / *Crataegus monogyna* / wirkt krampflösend und gefäßerweiternd, allgemein fördert er die Durchblutung des Herzmuskels und eine effektivere Ausnutzung des Sauerstoffs. Dadurch kann der Herzmuskel besser, beständiger und gleichmäßiger arbeiten. In Form einer Tinktur ist Weißdorn ein kreislaufanregendes Mittel und fördert die Durchblutung der Herzkranzgefäße. Darüber hinaus beeinflussen die Farbstoffe in den roten Beeren das Bindegewebe günstig. Als Radikalfänger schützt er das Herz vor Umweltschäden. Zudem kann Weißdorn bei der Aufnahme von Kalzium unterstützen.

Grundsätzlich können die Blüten, die Blätter und die Beeren des Weißdorns verwendet werden. Für unseren Likör verwenden wir die schönen roten Beeren, die uns im Herbst entgegenleuchten.

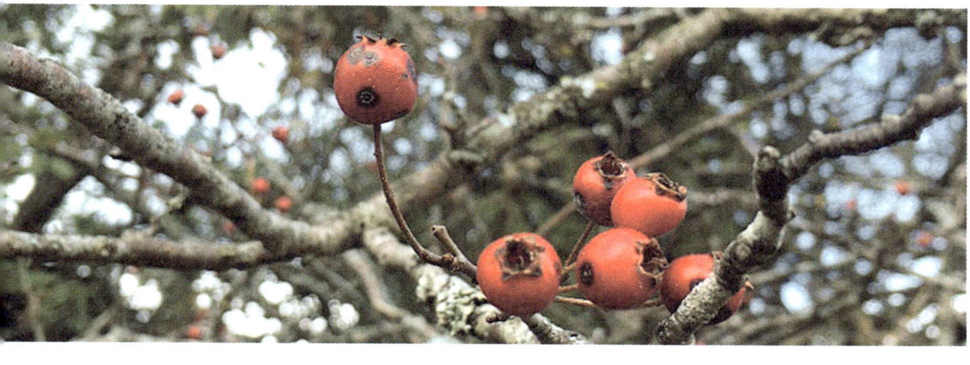

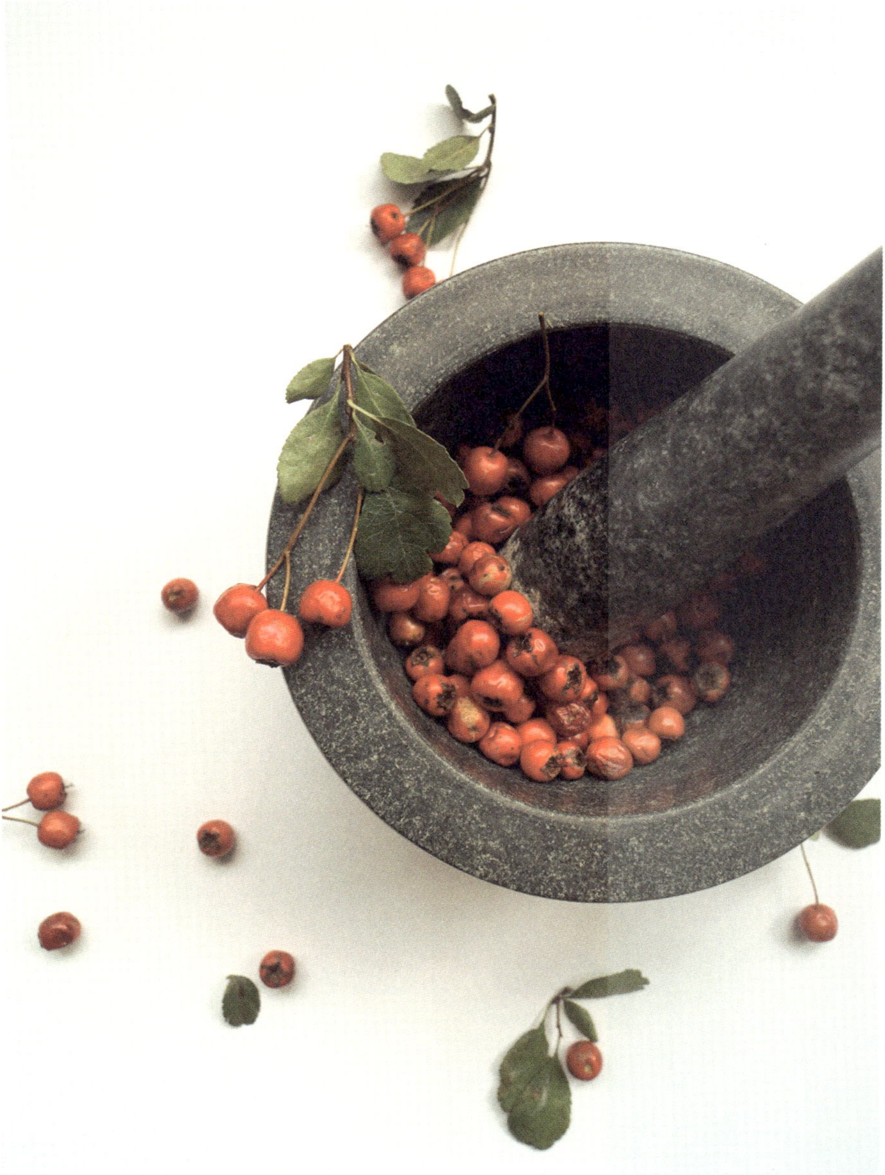

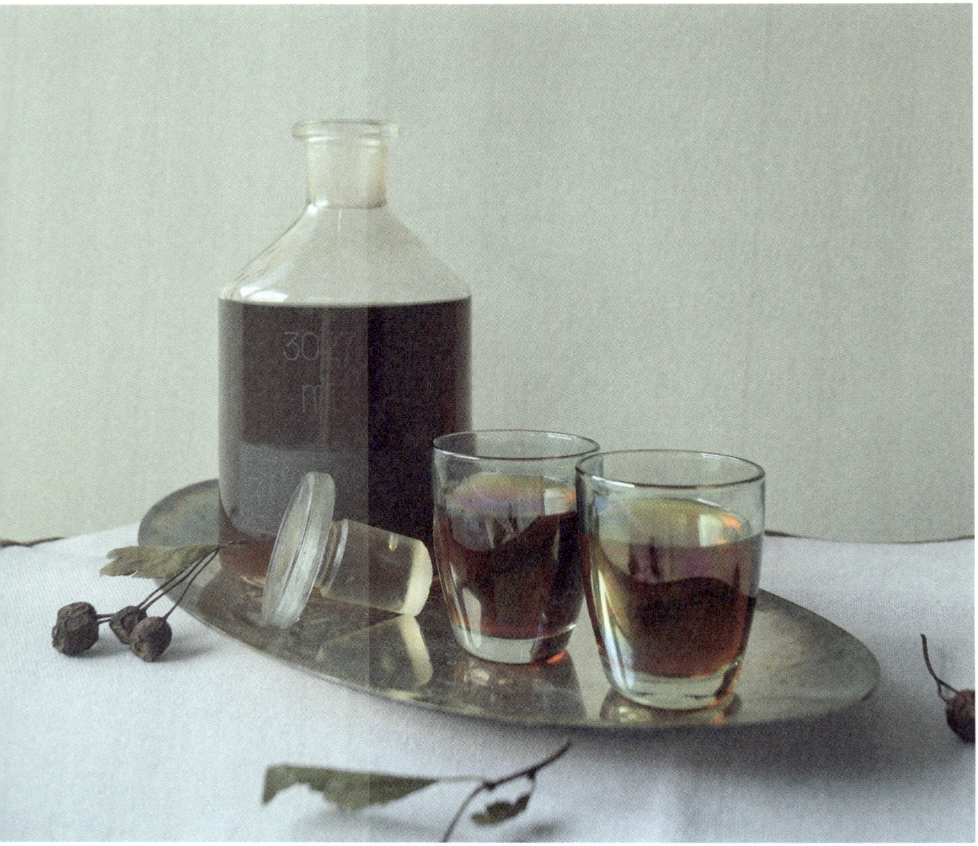

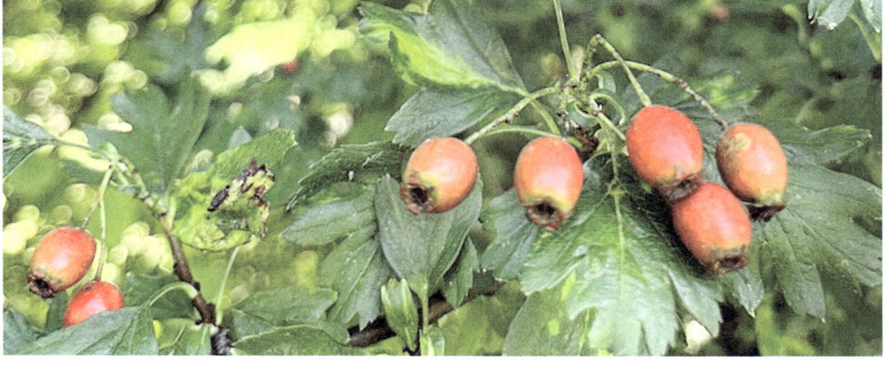

UND DAS BRAUCHST DU DAFÜR:

- eine gute Handvoll Weißdornbeeren
- 500 ml Gin, Weinbrand oder Korn (ca. 38 %)
- ca. 120 g Zucker (auch Rohrzucker oder Kandiszucker eignen sich)
- Gewürze nach Wahl (z. B. etwas frische Melisse, Zimtrinde, Nelken, Sternanis oder Kardamom)

SO GEHT'S:

Die Weißdornbeeren mit einem Mörser anquetschen. Mit allen weiteren Zutaten in ein großes Glas geben und verschließen. Mehrere Wochen stehen lassen, bis sich der Zucker vollständig aufgelöst hat, ab und zu etwas schütteln. Danach abseihen und in dunkle Flaschen füllen. Noch ein paar Wochen lagern lassen und danach von Zeit zu Zeit ca. 1 Stamperl pro Tag genießen.

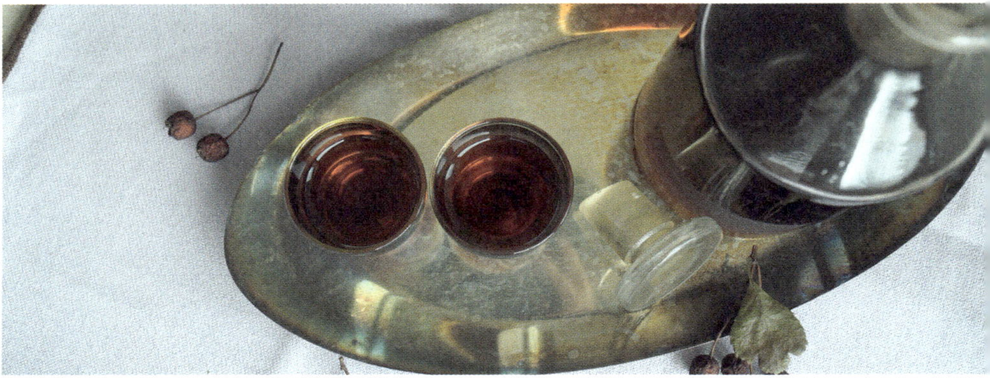

Brombeer-Fruchtleder

Blutgefäße

Brombeeren sind echte Gesundheitsbomben: Brombeerfrüchte und -blätter wirken der Verengung der Blutgefäße entgegen, können die Gefahr von Blutgerinnseln hemmen und kräftigen das Bindegewebe. Außerdem gehören Brombeeren zu den größten Provitamin-A-Lieferanten, sie wirken entzündungshemmend und antioxidativ (sie helfen dem Körper, gegen freie Radikale vorzugehen und unser Immunsystem zu stärken).

Fruchtleder ist eine tolle Möglichkeit Obst haltbar zu machen und es ist sehr einfach herzustellen. Natürlich ist es auch eine wunderbare Nascherei für unterwegs – perfekt für die nächste Bergtour.

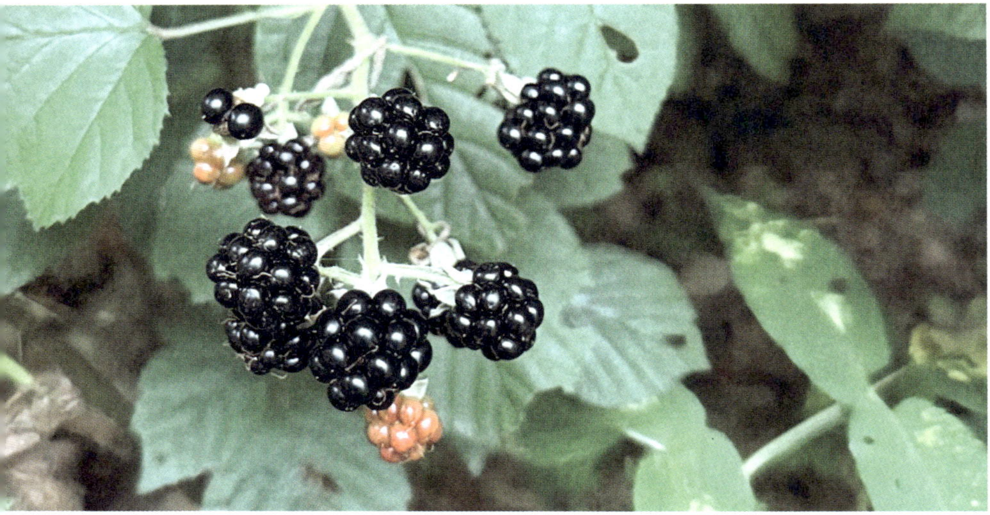

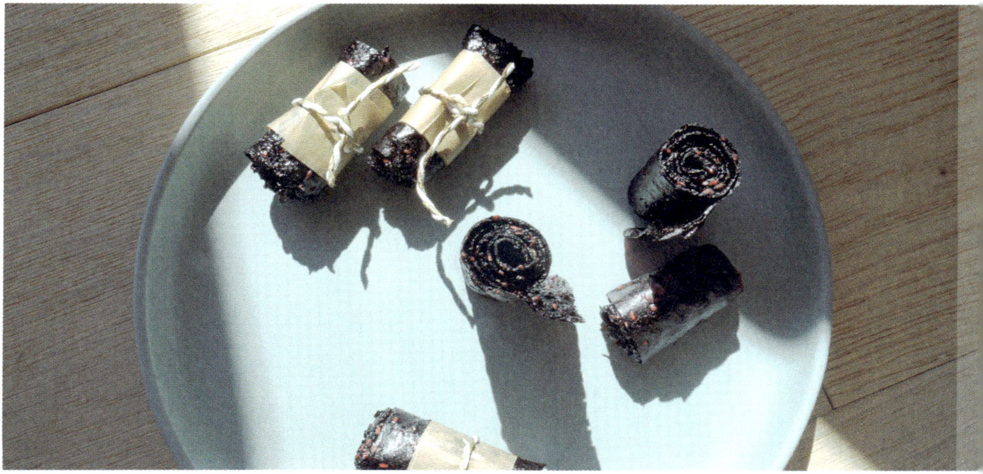

UND DAS BRAUCHST DU DAFÜR:

- 250 g Brombeeren (kann man auch mit Heidelbeeren oder anderem Obst der Saison mischen)
- optional ca. 4 EL einer zusätzlichen Süße deiner Wahl (z. B. Datteln, Agavendicksaft oder Honig – je reifer und süßer das verwendete Obst ist, desto weniger zusätzliche Süße ist notwendig)

SO GEHT'S:

Ein Backblech mit Backpapier auslegen und den Ofen auf 70 °C Umluft vorheizen. Die Beeren waschen und mit Honig in einen hohen Behälter geben. Mit dem Pürierstab zu einem feinen Brei mixen – wer keine Kerne möchte, kann die Masse noch durch ein Sieb streichen. Das Fruchtpüree dünn (ca. 2 mm) auf das Backpapier streichen und anschließend bei 50–70 °C Umluft für ca. 6 Stunden im Ofen trocknen. Dabei die Backofentür einen Spalt offen lassen, damit der Wasserdampf entweichen kann (falls die Tür nicht offen bleibt, evtl. mittels Holzlöffel in der Tür nachhelfen).

Die Fruchtlederplatte etwas erkalten lassen und vorsichtig vom Backpapier abziehen. Mit einer Küchenschere dünne Längsstreifen (ca. 3 cm breit) schneiden und zu kleinen Schnecken aufrollen. Die Röllchen in einem luftdichten Behälter verpacken, kühl lagern bzw. gleich auf die nächste Tour mitnehmen.

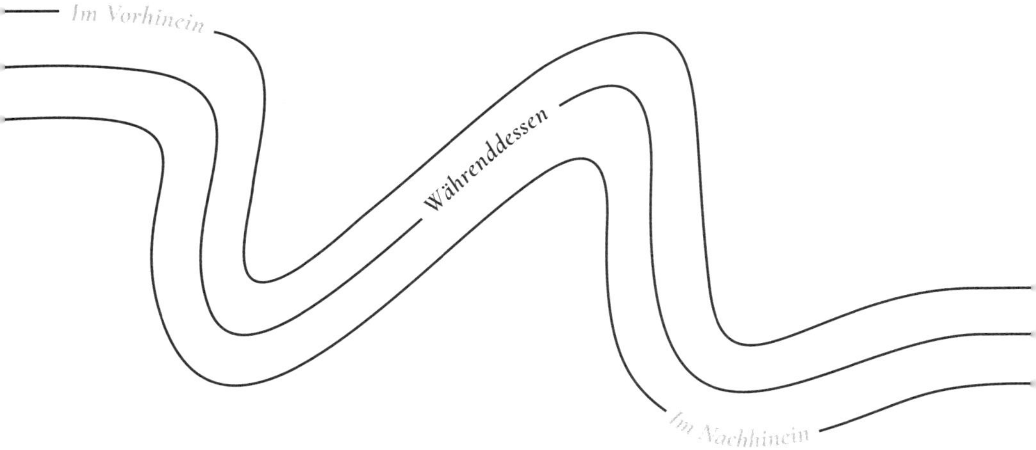
Im Vorhinein
Währenddessen
Im Nachhinein

Aktiv on Tour

die perfekte Begleitausrüstung

Trinken
Kamillentee
Wildes Kräuterwasser

Snacks für unterwegs
Essbare Kräuter am Wegesrand
Müsliriegel mit Brennnesselsamen
Knäckebrot
Energie-Kugeln

13 Erste-Hilfe-Kräuter für unterwegs

Sonnenschutz, Insektenstiche, Kälteschutz
Insektenstich-Roll-on
Insektenspray mit ätherischen Ölen
Anti-Zecken-Öl
Sonnencreme
Kälte-Waxl für Winterliebhaber & beanspruchte Lippen

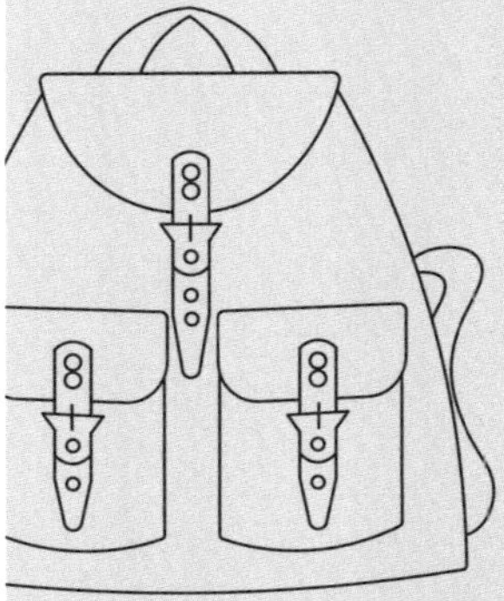

Auch unterwegs können wir uns die Kraft der Wildkräuter zunutze machen. Die Möglichkeiten sind sehr vielfältig – hier werden wir vor allem den kulinarischen Bereich sowie Erste-Hilfe-Kräuter und Wildkräuter als perfekte Begleitausrüstung für alle Jahreszeiten unter die Lupe nehmen.

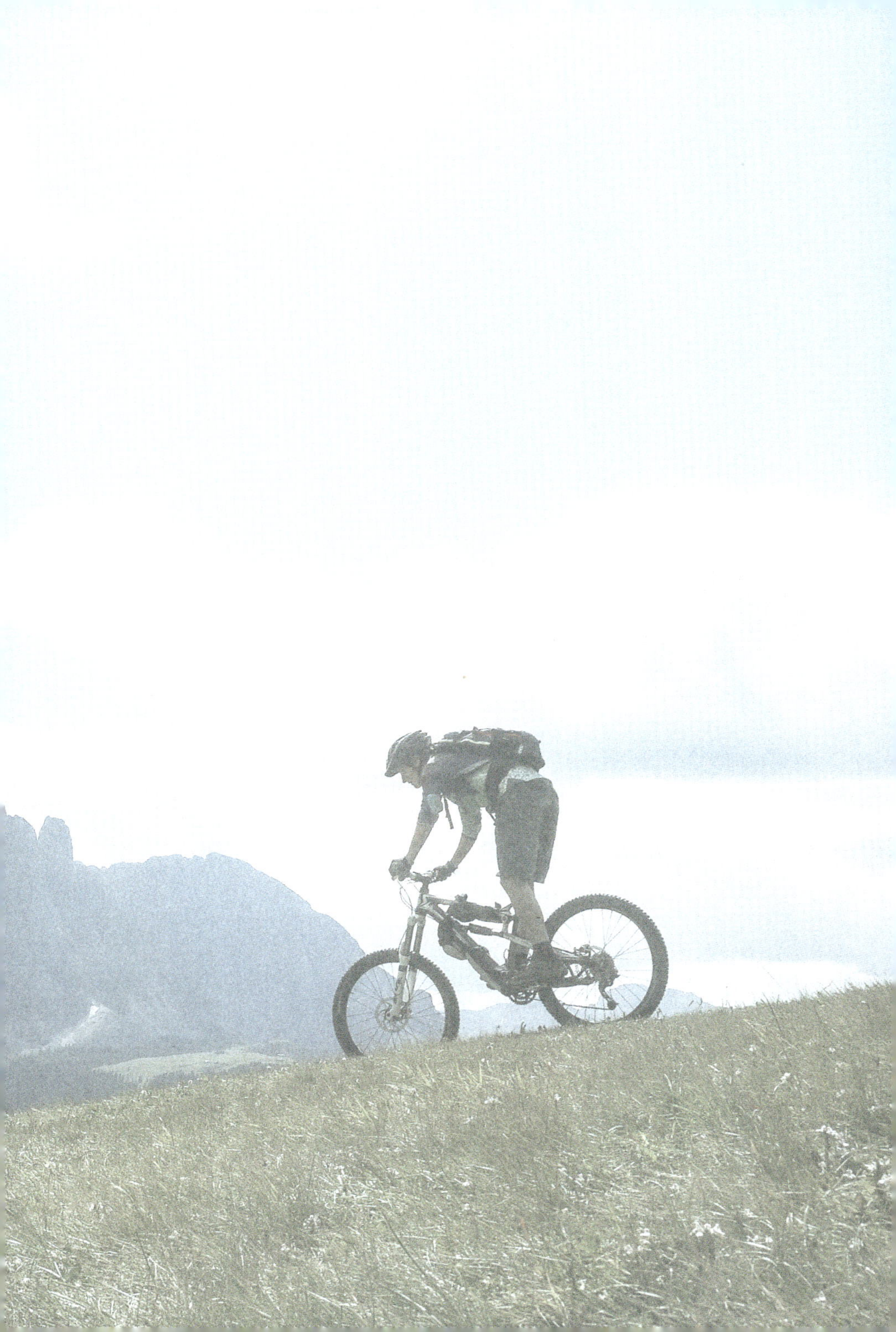

— Genug trinken

Der Körper eines erwachsenen Menschen besteht zu ca. 55–60 Prozent aus Wasser. Zwei Drittel davon befinden sich in den Zellen – ein Großteil in den Muskeln (ca. 20–25 Liter). Unser Körper benötigt Wasser unter anderem für den Blutkreislauf, das Lymphsystem und die Verdauung. Die Verteilung des Wassers im Körper wird durch Hormone, Mineralstoffe, Kohlenhydrate und Proteine reguliert – damit zeigt sich, dass Hydration und Ernährung zusammengehören. Klarerweise ist eine adäquate Flüssigkeitszufuhr vor, während und nach der sportlichen Betätigung sehr wichtig, denn es soll sowohl einer Dehydration (Flüssigkeitsdefizit) als auch einer Hyperhydratation (zu hohe Wasserzufuhr ohne Salz) entgegengewirkt werden. Beide haben einen negativen Einfluss auf die körperliche Leistungsfähigkeit und die Gesundheit.

Durch den erhöhten Flüssigkeitsverlust beim Sport verliert der menschliche Körper viele Elektrolyte – also kleine geladene gelöste Teilchen, welche für die Flüssigkeitsverteilung im Körper entscheidend sind – dazu zählen Mineralstoffe, Spurenelemente

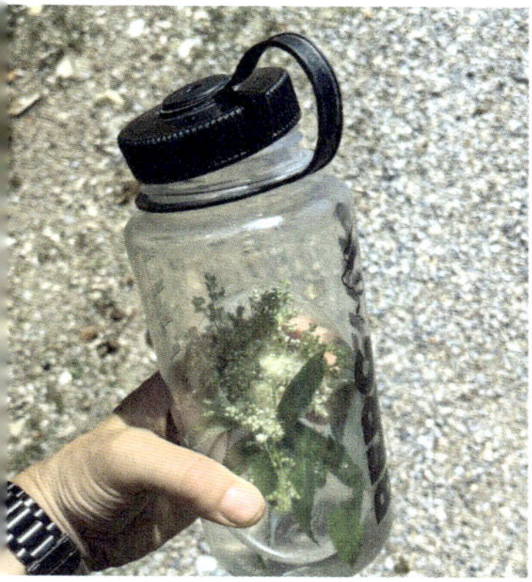

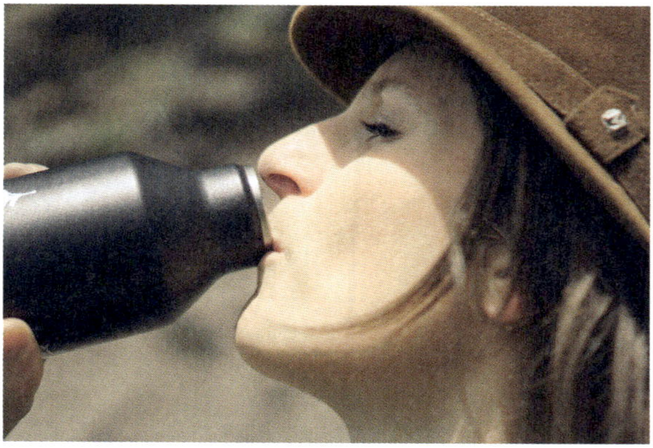

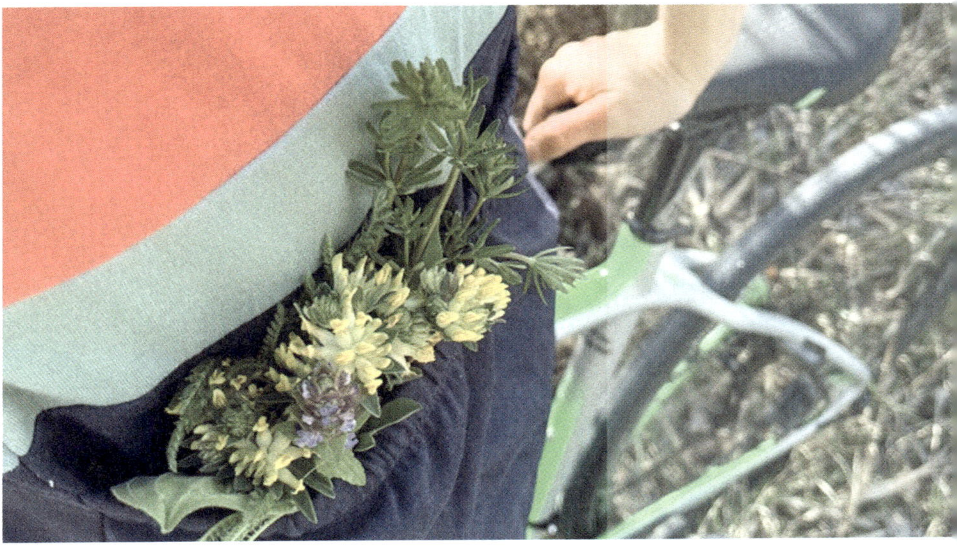

und Salze. Nur mit einer ausreichenden Menge aller Mineralstoffe können Körperfunktionen reibungslos ablaufen.

Natürlich ist der Flüssigkeitsbedarf individuell sehr verschieden und kann auch von mehreren äußeren Faktoren beeinflusst werden, etwa von Dauer und Intensität der sportlichen Betätigung, der Lufttemperatur und Luftfeuchtigkeit, nicht atmungsaktiver Kleidung mit hoher Isolationswirkung oder dem Geschlecht (Männer brauchen meist etwas mehr Flüssigkeit als Frauen). Weiters ist der Bedarf an Flüssigkeit auch von der Menge und Zusammensetzung des Schweißes abhängig. Grundsätzlich eignen sich für die Flüssigkeitszufuhr neben Wasser auch warme oder kalte Kräutertees, gegebenenfalls auch isotonische Getränke.

— Wildes Kräuterwasser

Flüssigkeitszufuhr

Ein Kaltauszug aus Kräutern entfaltet im Gegensatz zu einem Heißauszug (Tee) einen zarteren Geschmack. Die Inhaltsstoffe der Wildkräuter werden sanft an das Wasser abgegeben und können so gut vom Körper aufgenommen werden. Bei der Wahl der Kräuter kann man je nach Belieben und Verfügbarkeit vorgehen.

So ein „Wildes Wasser" ist z. B. beim Wandern unverzichtbar und immer ein toller Begleiter. Das Schöne daran: Man kann sein „wildes Wasser" direkt am Weg noch mit allerlei Wildem vom Wegrand (z. B. Dost, Rossminze, Schafgarbe) weiter aufpeppen. Damit erhältst du ein individuelles Aroma-Wasser, das es nirgends zu kaufen gibt.

UND DAS BRAUCHST DU DAFÜR:

- Kräuter (z. B. Lindenblüten, Holunderblüten, Mädesüß, Labkraut, Schafgarbe, Minze, Brennnessel, Giersch, Gänsefingerkraut, Gundelrebe (Gundermann), Wildrose, Gänseblümchen etc.) – die Blüten NICHT waschen, sonst werden die Pollen und damit auch der Geschmack entfernt!
- Quellwasser

SO GEHT'S:

Kräuter mit kaltem Wasser übergießen. 4–8 Stunden kühlstellen (falls es schneller gehen soll, einfach etwas mit dem Nudelholz über die Pflanzen rollen, damit werden die Zellen aufgebrochen und die Aromen gehen schneller ins Wasser über). Optional mit etwas Mineralwasser oder Zitronensaft servieren. Das „Wilde Wasser" hält sich bis zu 2 Tage im Kühlschrank.

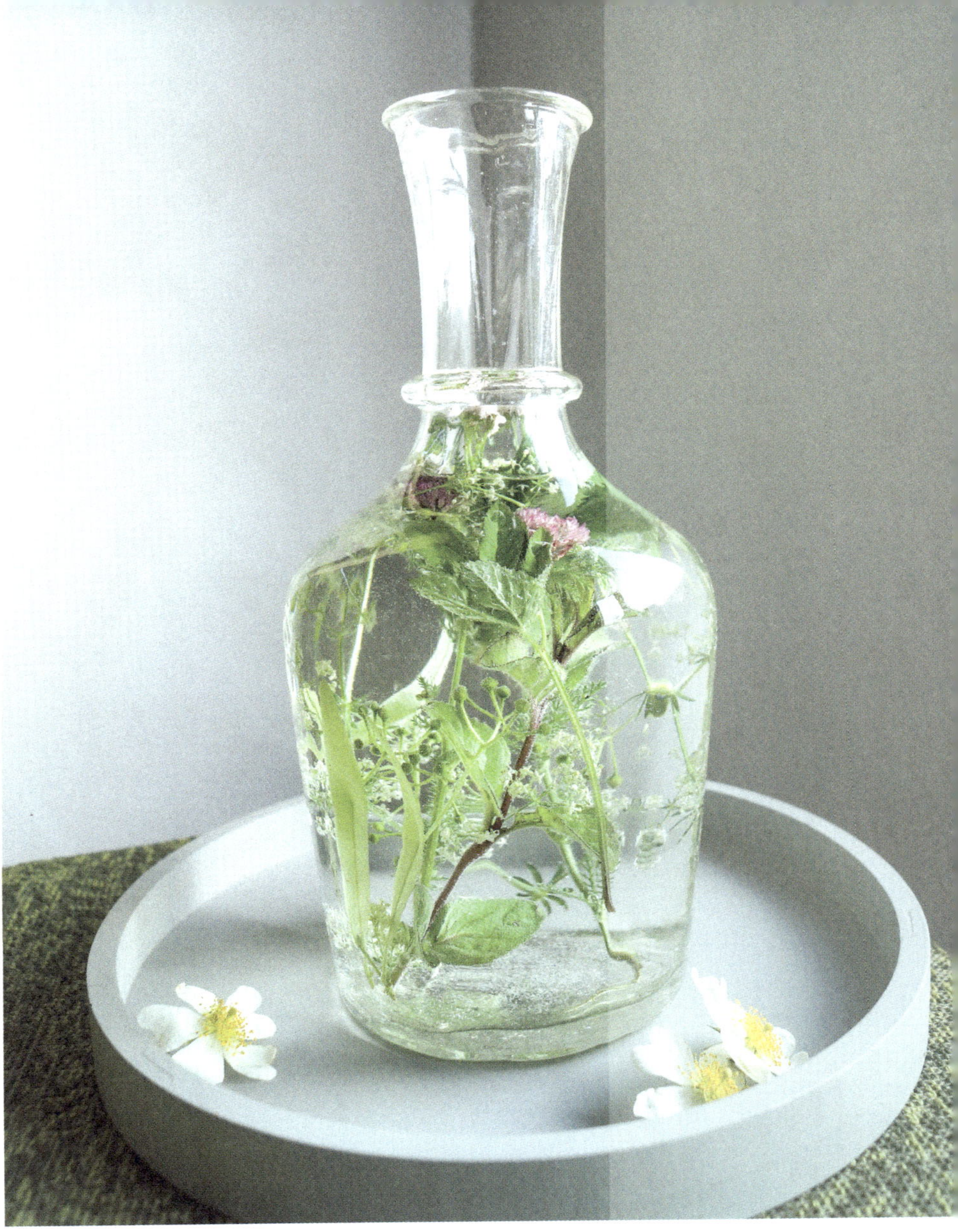

TIPP

Sehr erfrischend: Gurkenscheiben, Heidelbeeren, Brombeeren oder Eiswürfel hinzugeben.

— Kamillentee

Magnesiumzufuhr bei Muskelschmerzen

Eine der einfachsten Methoden gegen Muskelschmerzen ist Wasser trinken. Durch eine gute Flüssigkeitsversorgung gelangen die im Muskel benötigten Nährstoffe schneller zu den beschädigten Zellen. Dadurch werden die Heilungsprozesse beschleunigt und dem Muskel geht es schnell besser.

Doch wir können das Wasser auch etwas „veredeln" – und zwar in Form eines Kamillentees. Dieser wirkt zusätzlich bei Muskelschmerzen, denn das darin enthaltene Magnesium (auch als „Entspannungsmineral" bekannt) hilft den Muskeln, sich zu regenerieren und Verspannungen zu lösen. Weiters hat Kamillentee einen beruhigenden Effekt – auch auf die schmerzenden Muskeln. Der Tee kann entweder direkt getrunken werden oder äußerlich in Form von Kompressen auf den betroffenen Muskelpartien angewendet werden. Außerdem ist **die Kamille** / *Matricaria chamomilla* / eine Einschleuser-Pflanze für Magnesium – wer also Magnesiummangel hat bzw. wenn die Magnesiumaufnahme gestört ist, erleichtert Kamille die Magnesiumresorption.

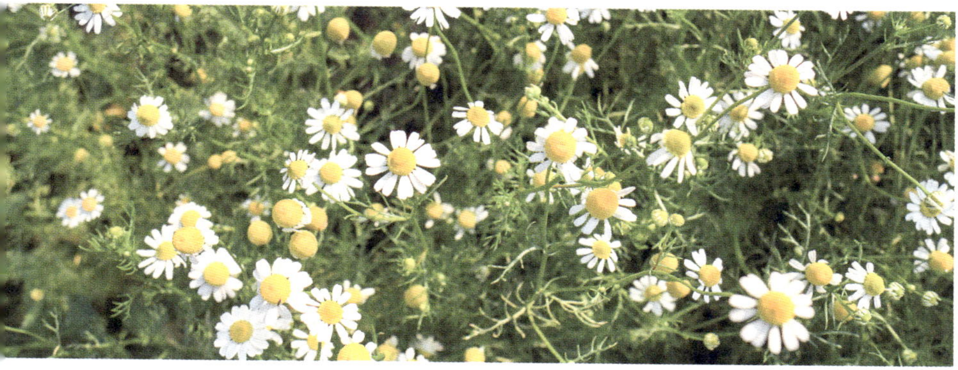

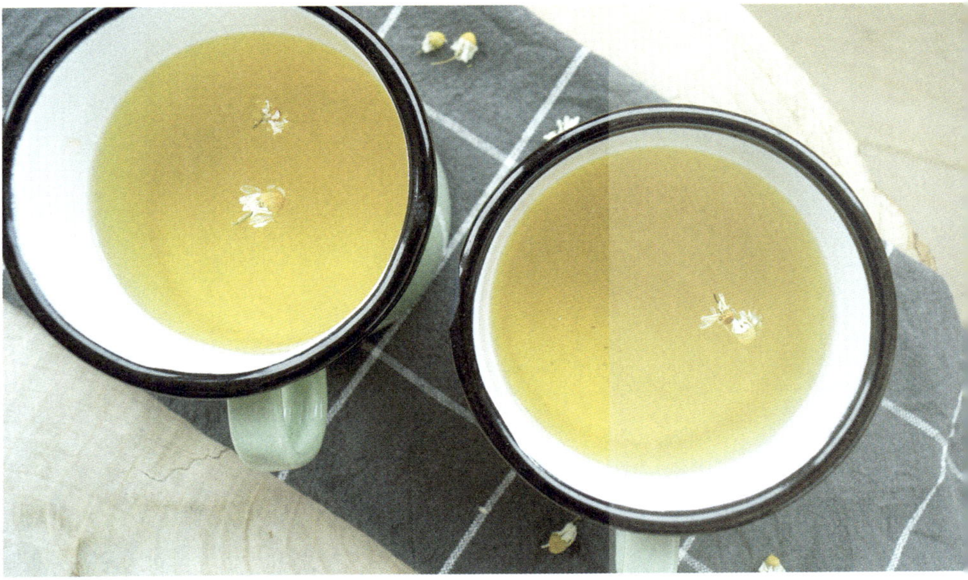

Auch bei Entzündungsreaktionen aufgrund von akuten, latenten und chronischen Erkrankungen kann Kamillentee großartige Dienste leisten, denn er enthält Substanzen, die Entzündungen reduzieren können. Dazu kann er kurmäßig genossen werden, z. B. 6 Wochen lang dreimal täglich eine Tasse, dann 4 Wochen pausieren und erneut 6 Wochen Kamillentee trinken.

Ein Aufguss mit Kamille liefert zudem Vitamin A und B, Beta-Carotin und die enthaltenen Flavonoide können freie Radikale im Körper bekämpfen. Zusätzlich zum Magnesium enthält Kamillentee außerdem weitere Mineralien und Spurenelemente wie Eisen, Kalium, Kalzium, Natrium und Zink. Ein wunderbares Getränk also, das bei keiner längeren Tour fehlen sollte. Natürlich kann der Tee je nach Jahreszeit warm oder auch kalt genossen werden.

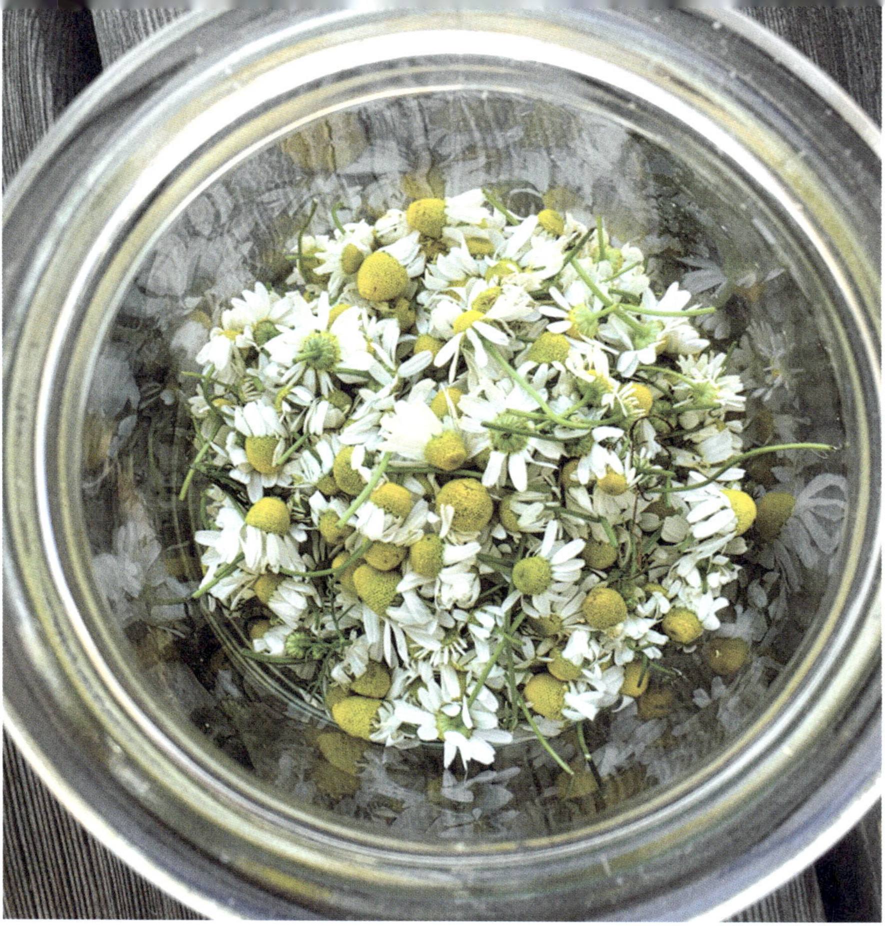

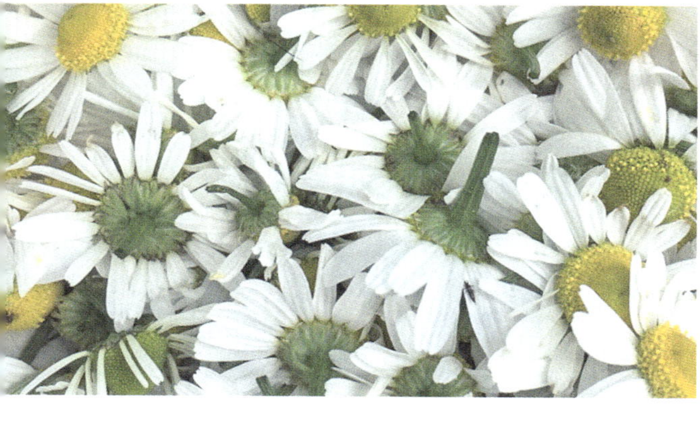

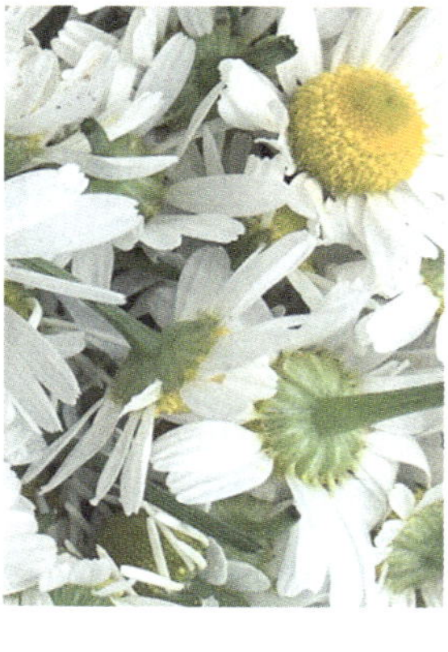

UND DAS BRAUCHST DU DAFÜR:

- 1 EL Kamillenblüten (ca. 3 g) – idealerweise in loser Form aus der Apotheke, denn nur diese besitzen Arzneibuchqualität und damit wirklich hohen Gehalt an ätherischen Ölen, welche für die Heilwirkung zuständig sind
- optional 1 TL Brennnesselblätter (macht die Gelenke geschmeidiger)
- 150 ml heißes Wasser

SO GEHT'S:

Die Kamillenblüten (und optional die Brennnessel) mit dem heißen Wasser aufbrühen, ca. 3–6 Minuten ziehen lassen, abseihen. Empfohlen werden 1–3 Tassen pro Tag.

ACHTUNG!

Die Kamille nicht bei Korbblütler-Allergie verwenden!

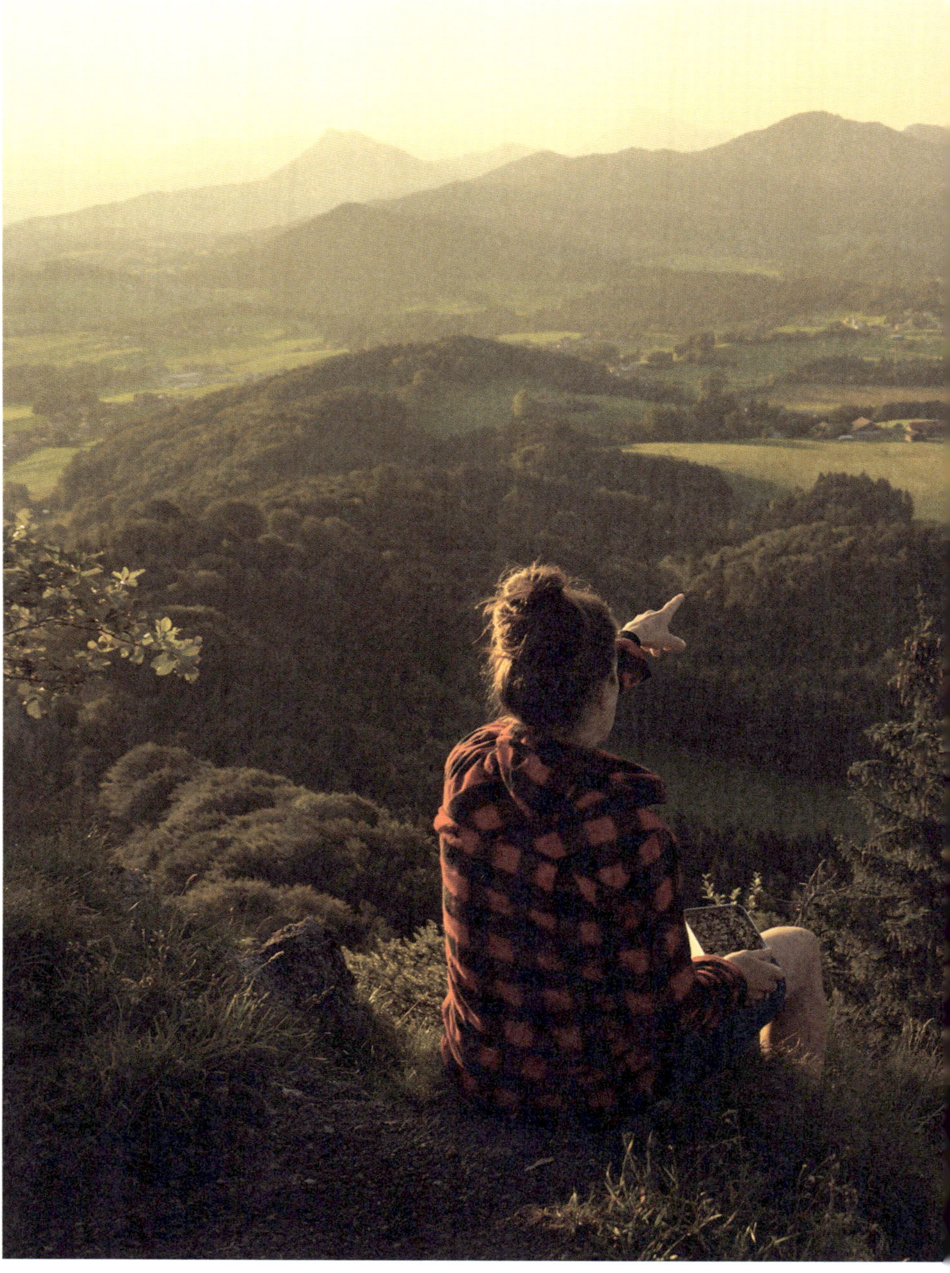

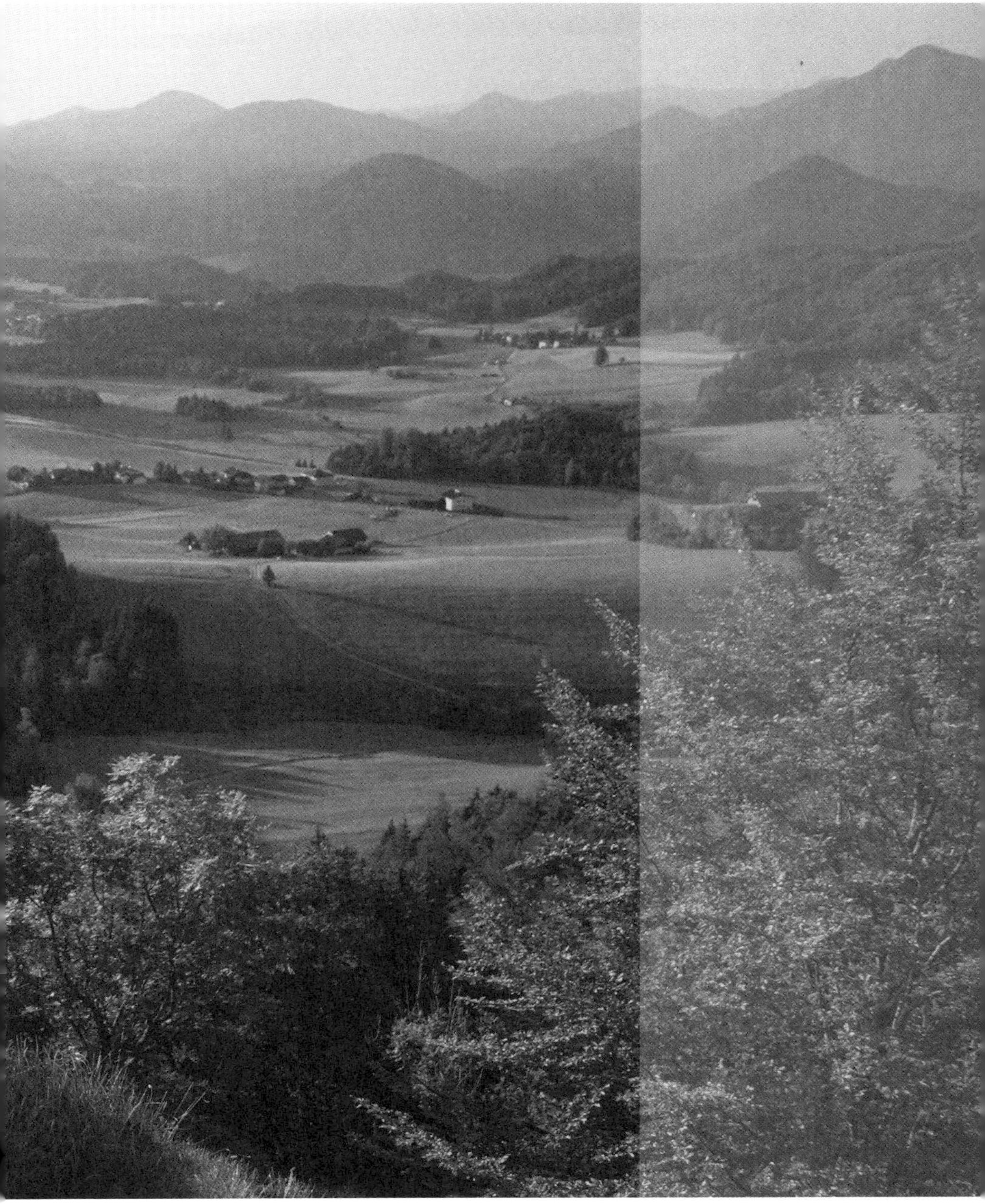

Snacks für unterwegs

ESSBARE KRÄUTER FÜR ZWISCHENDURCH

Ein kleiner Snack direkt vom Wegrand hat noch keinem geschadet – eine tolle Möglichkeit, unmittelbar „von der Landschaft zu kosten", die einen umgibt (bitte dabei natürlich die generellen Sammelhinweise (Seite 12) beachten).

Die Kräuter am Wegrand können direkt gesnackt oder ins mitgebrachte Jausenbrot eingelegt werden. Hier eignen sich besonders Gänseblümchen, Spitzwegerich (Blätter und junge, zarte Knospen), Schafgarbe, Dost, Giersch, Quendel und noch so einige mehr – je nach Gebiet und Jahreszeit.

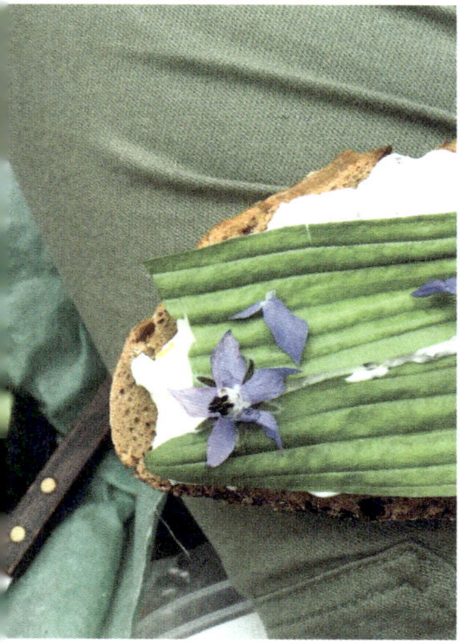

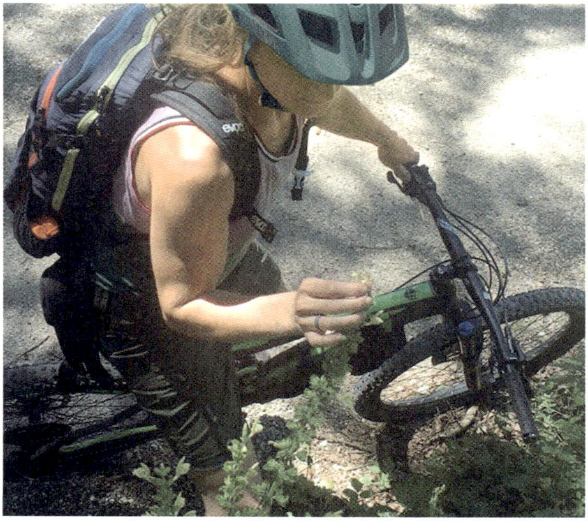

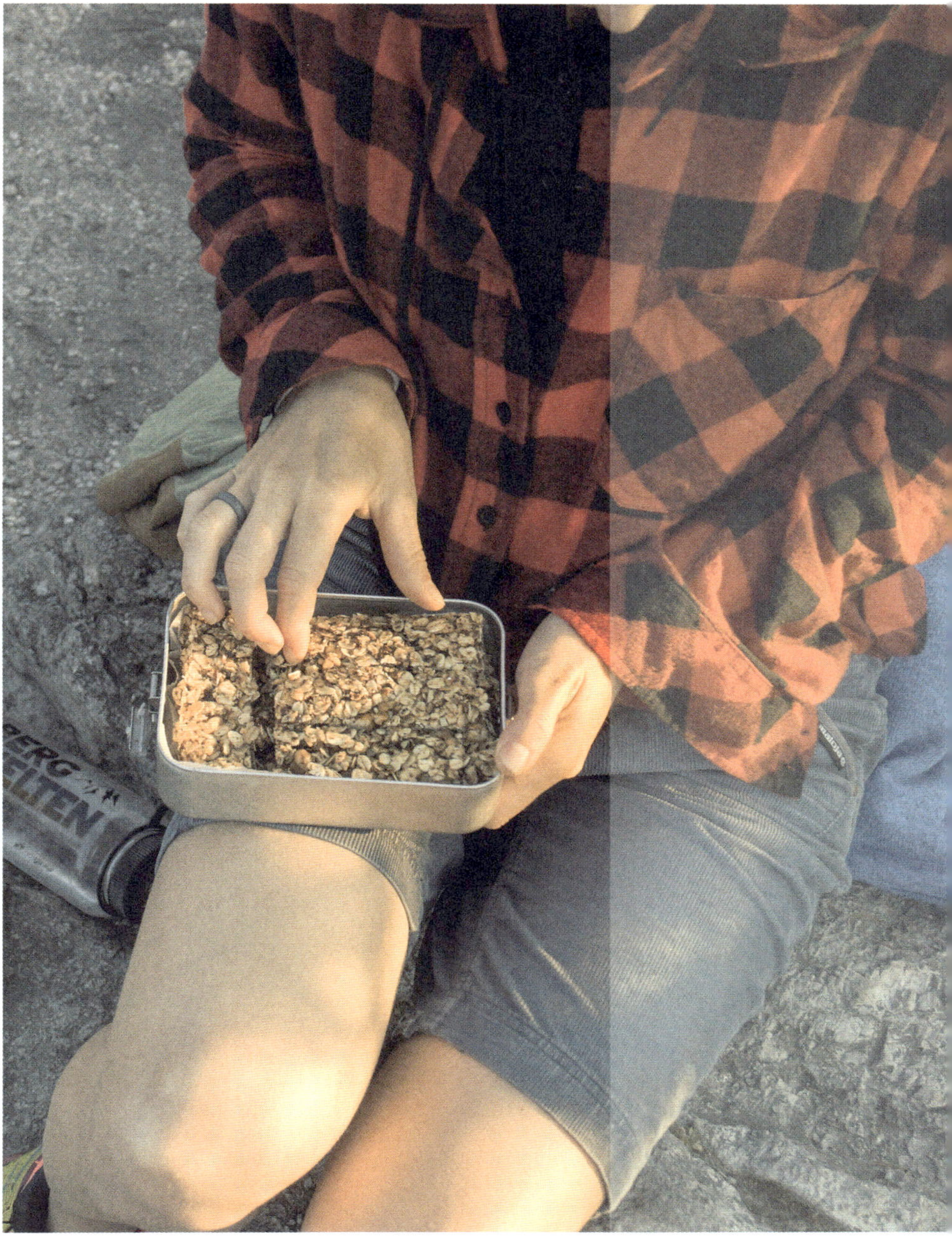

Müsliriegel mit Brennnesselsamen

Energiereserven auffüllen

Wer sich körperlich anstrengt, der braucht Kraft. Müsli- und Energieriegel dürfen deshalb nie in der Grundausstattung für Touren fehlen. Und bei einer selbstgemachten Variante können wir ganz genau bestimmen, was in unsere Snacks hineinkommt.

Dieser Riegel dient als Kraftfutter und verleiht uns gleichzeitig eine gute Portion an Proteinen – und zwar dank unserem heimischen Superfood, den Brennnesselsamen. Diese enthalten etwa 30 Prozent fettes Öl (besonders Linolsäure; ungesättigte Fettsäuren sind sehr gesund für unseren Organismus), Vitamine (vor allem Vitamin E, bis zu 0,1 Prozent), Mineralstoffe (Kalium, Eisen, Kalzium), Schleimstoffe und Carotinoide. Darüber hinaus sind die Brennnesselsamen mit 31 g Eiweiß pro 100 g speziell für Sportler eine ideale pflanzliche Proteinquelle (siehe dazu auch die „Brennnessel als Superfood" auf Seite 28). Damit ist klar, dass dieser Energieriegel beim Wandern, Biken oder Skitourengehen niemals fehlen darf.

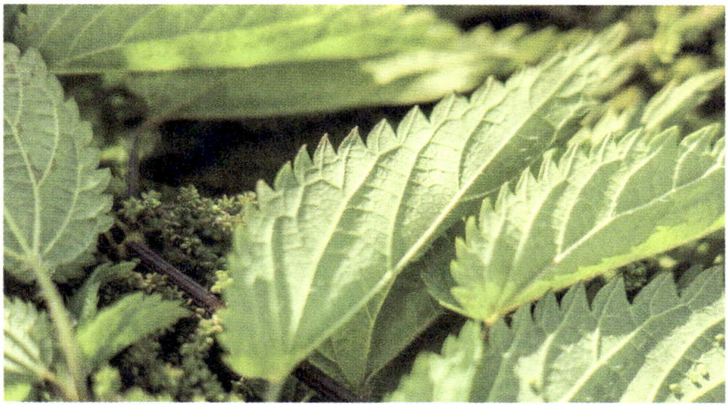

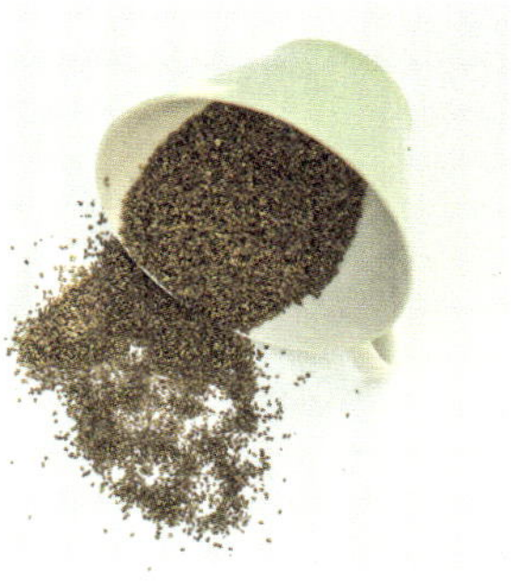

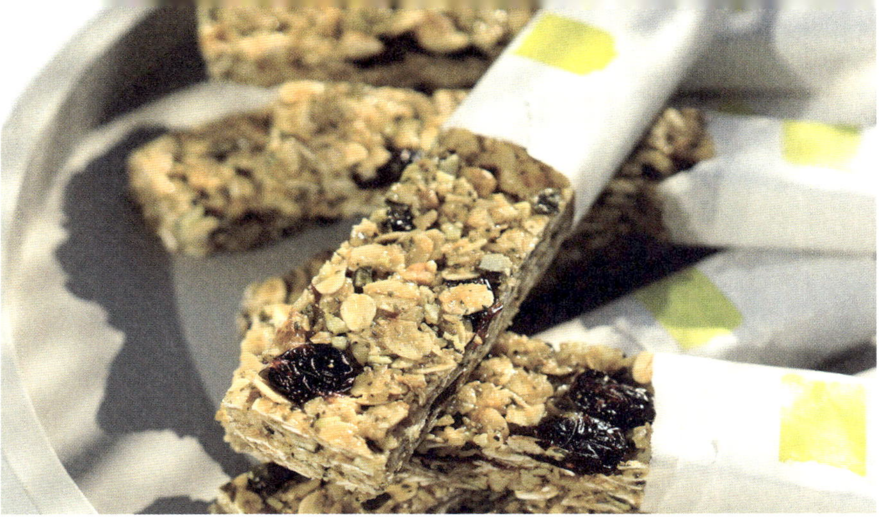

UND DAS BRAUCHST DU DAFÜR:

- 100 g brauner Zucker
- 150 g Honig
- 300 g grobe Haferflocken
- 100 g grob gehackte Walnüsse
- 50 g gehackte Kürbis- oder Sonnenblumenkerne
- 30 g getrocknete Heidelbeeren, Dörrpflaumen oder Rosinen (wer es lieber wild mag, kann alternativ auch getrocknete Vogelbeeren dazugeben)
- 50 g Butter
- 1 TL Zitronensaft
- und natürlich eine Handvoll Brennnesselsamen

SO GEHT'S:

Den Zucker im Topf karamellisieren lassen (ca. 3–4 Minuten), bei geringer Hitze den Honig hinzugeben, bis sich unter ständigem Rühren ein zähes Gemisch bildet. Nun die restlichen vorgemischten Zutaten einrühren und so lange durchmischen, bis alles eine leicht bräunliche Färbung angenommen hat.

Die warme Masse auf einem mit Backpapier ausgelegten Blech verteilen und mit einem Nudelholz gleichmäßig ausrollen. Nach ca. 15–30 Minuten mit einem großen Messer in Riegel schneiden und ganz auskühlen lassen.

— Knuspriges Kräuter-Knäckebrot

Energiereserven auffüllen

Wer unterwegs Stärkung braucht, aber nicht auf süße Riegel steht, für den ist dieses knusprige Knäckebrot genau das Richtige. Hier finden allerlei wilde Samen Verwendung, denn diese Kraftpakete stecken voller wertvoller Vital- und Nährstoffe wie Fette, Mineralien und Eiweiße, besonders die Fülle an ungesättigten Fettsäuren ist hier bemerkenswert. Zudem bieten sie ganz neue Aromen.
Es eignen sich verschiedene wilde Samen wie zum Beispiel die der wilden Möhre (entzündungshemmend, krampflösend), des Spitz- und Breitwegerichs (heimischer Flohsamen-Ersatz), der Nachtkerze (krampflösend, entzündungshemmend und blutreinigend), der Knoblauchsrauke (wilder Pfeffer), des Springkrauts oder des Giersch. Wichtig ist dabei, die Wildsamen zuerst etwas anzumörsern, damit die wertvollen Inhaltsstoffe gut vom Körper aufgenommen werden können.

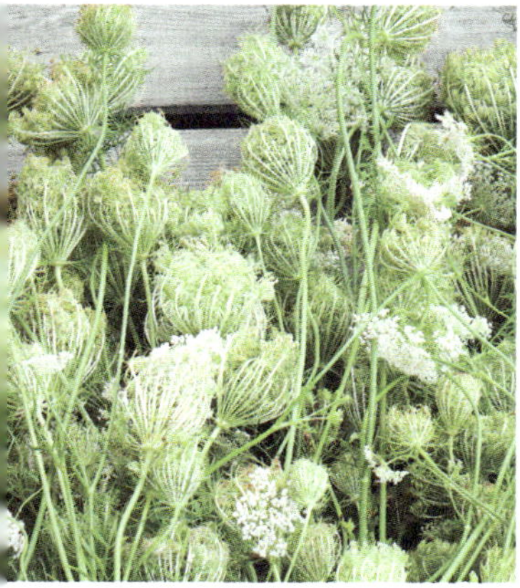

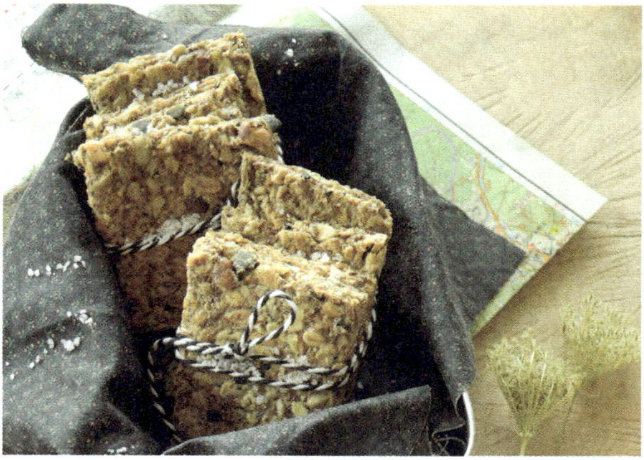

UND DAS BRAUCHST DU DAFÜR:

- 150 g Haferflocken (fein oder grob)
- 150 g Sonnenblumenkerne, Kürbiskerne, gehackte Nüsse und Mandeln
- 120 g Vollkorn-Dinkelmehl
- 35 g Sesamkörner
- 35 g Leinsamen und weitere Wildsamen je nach Verfügbarkeit
- 1 große Prise Salz
- 1–2 EL Olivenöl
- 375 ml Wasser

SO GEHT'S:

Alle trockenen Zutaten in einer Schüssel miteinander vermischen. Öl und Wasser hinzufügen und so lange mit dem Kochlöffel oder einem großen Schneebesen verrühren, bis eine klebrige Masse entsteht. Danach für zehn Minuten zum Quellen in den Kühlschrank stellen.

Den Teig gleichmäßig auf einem mit Backpapier ausgelegten Blech verteilen. Darauf achten, dass der Teig auch in der Mitte des Backblechs dünn ausgerollt ist. Etwa 15 Minuten im vorgeheizten Backofen bei 170 °C Ober-/Unterhitze vorbacken.

Den Teig nun in Stücke schneiden. Entweder als rechteckiges Knäckebrot (6 x 10 cm) oder als schmale Streifen bzw. kleine Dreiecke. Das Blech mit der vorgebackenen Teigmasse weitere 45–55 Minuten backen. Am Ende der Backzeit kurz testen, ob sich das Knäckebrot zerbrechen lässt. Falls nicht, weiterbacken und öfters kontrollieren, damit nichts verbrennt. Wenn der Boden nicht gleichmäßig bedeckt ist, sind die Stücke am Rand oft gebräunter und knuspriger als die in der Mitte. Einfach die Randstücke herausnehmen und die dickeren Stücke nochmal 5 Minuten nachbacken und eventuell umdrehen. Danach auskühlen lassen.

TIPP

Optional kann der Knäckebrotteig auch mit geriebenem Parmesan oder veganem Käse bestreut werden.

— Energie-Kugeln

Energiereserven auffüllen

Energie-Kugeln sind eine wunderbare Möglichkeit, sich süße Naschereien für unterwegs vorzubereiten. Wer einen extra Schub Kraft benötigt, hat mit diesen Bällchen einen praktischen Snack, der einen wieder ein Stück weitergehen lässt oder einem einfach die Pause versüßt – und gleichzeitig noch gesund ist.

UND DAS BRAUCHST DU DAFÜR:

- 200 g Datteln, alternativ auch getrocknete Feigen
- 200 g Rosinen oder getrocknete, ungeschwefelte Marillen (Aprikosen)
- 200 g Kokosöl
- 100 g Kakaopulver
- 80 g gehackte oder geriebene Haselnüsse oder Sonnenblumenkerne
- 50 g Honig
- 1 TL Vanillezucker
- Saft von 1/2 Orange oder Zitrone
- evtl. etwas Zimt

ZUM WÄLZEN:

- 2 EL Brennnesselsamen, pulverisierte Kräuter und getrocknete Blüten deiner Wahl

SO GEHT'S:

Datteln entkernen, Rosinen und Datteln in kleine Stücke hacken und mit den restlichen Zutaten zu einer homogenen Masse verarbeiten. Bei Bedarf 1 EL Wasser dazugeben. Danach kleine Kugeln aus der Masse formen. Die Brennnesselsamen, das Kräuterpulver und die fein gezupften Blüten jeweils in separate kleine Schüsseln geben. Die Kugeln in der jeweiligen Ummantelung wälzen, zum Schluss kühlstellen und trocknen lassen. In einem verschließbaren Gefäß kühl lagern.

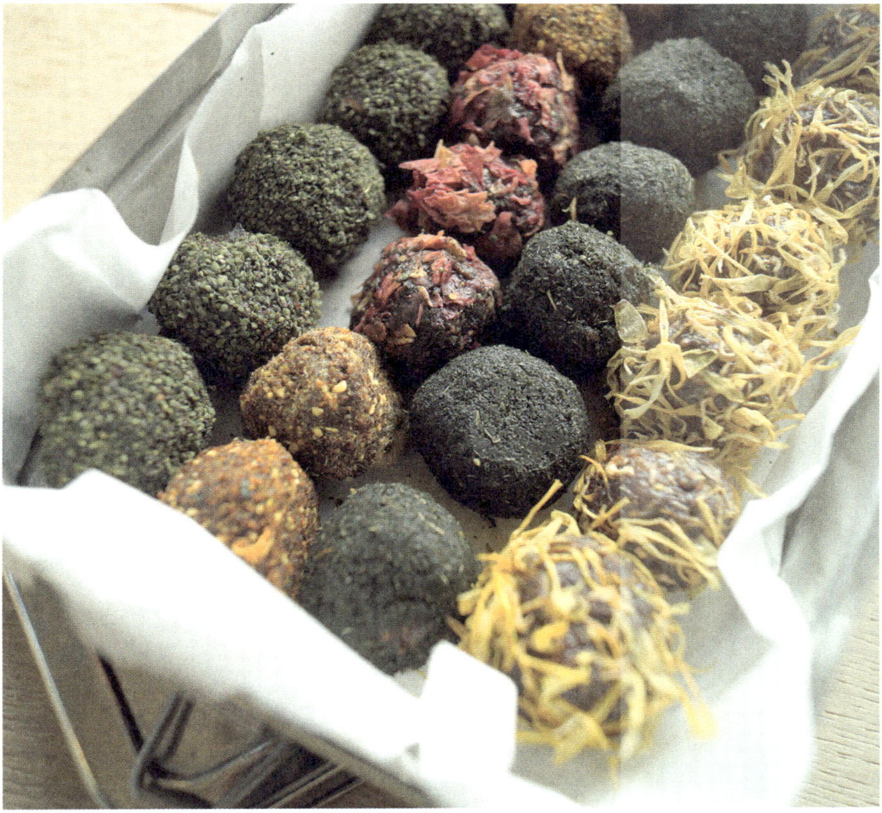
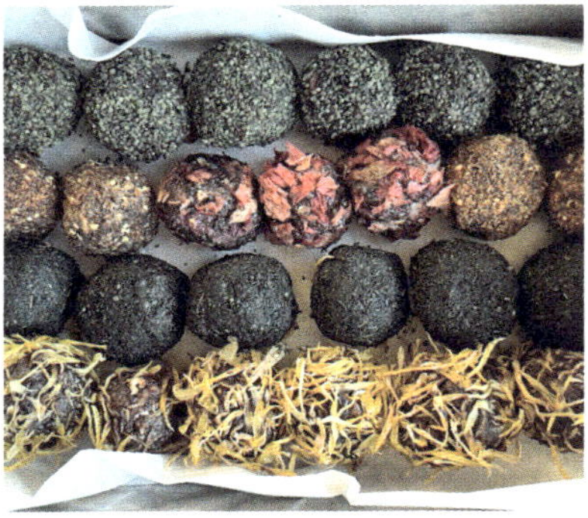
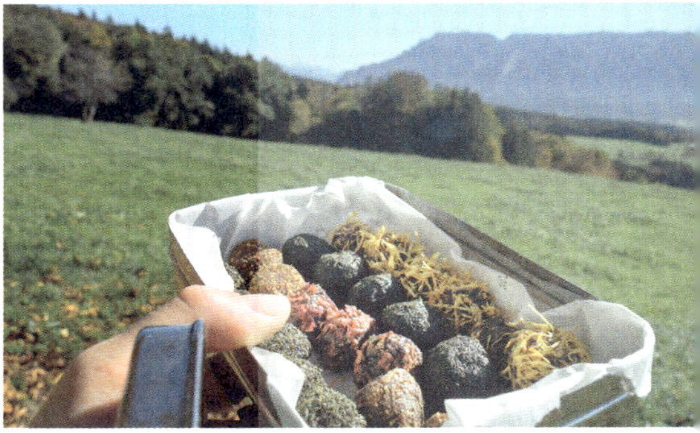

— Erste-Hilfe-Kräuter für Unterwegs

KLEINES KRÄUTER-SOS

Bestimmt kennt ihr das – drückende Schuhe, Mückenstiche, Schürfwunden, Verstauchungen und zu viel Sonne auf der Haut – das alles kann einem unterwegs oder beim Wandern unterkommen und einem das Leben schwer machen.

Es gibt einige Kräuter, die sprichwörtlich als „Erste Hilfe-Kräuter" zur Hand genommen werden können. Ihre entzündungshemmenden, lindernden und blutstillenden Eigenschaften sind dabei die wichtigsten Faktoren, warum sie hier zum Einsatz kommen. Sehen wir uns die kleinen Helfer gleich mal aus der Nähe an!

1) BRAUNELLE *[Prunella vulgaris]*

Die Braunelle wächst in fast jedem Rasen und gilt als eines DER Halskräuter schlechthin, da sie antiviral und antibiotisch wirkt. Aber auch in der freien Natur eignet sie sich in Form eines Blattverbandes hervorragend als Notfallprogramm für frische Wunden. Das liegt vor allem an ihrem hohen Gerbstoffgehalt, der dafür sorgt, dass sich die Blutgefäße zusammenziehen. Außerdem wirkt die Braunelle auch wunderbar gegen Herpes. Vielleicht habt ihr sie schon einmal am Berg entdeckt – die Chance, dass es sogar die große Braunelle *[Prunella grandiflora]* war, ist hier relativ groß.

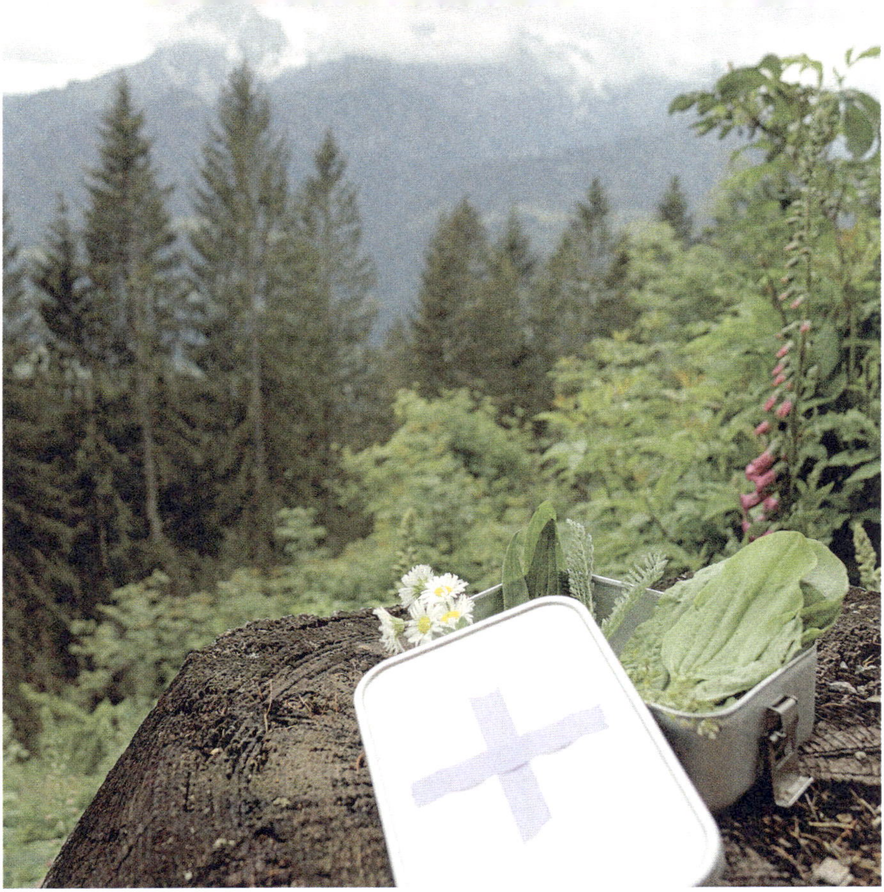

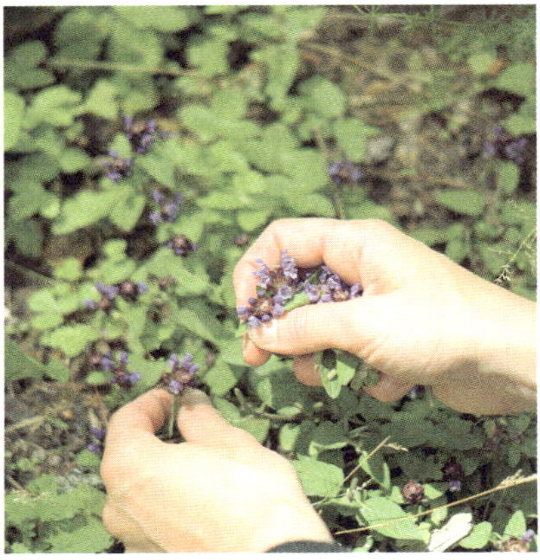

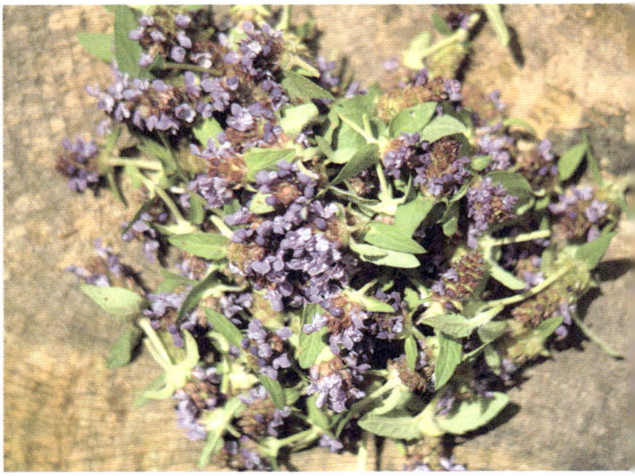

Braunelle [*Prunella vulgaris*]

2) SPITZWEGERICH [*Plantago lanceolata*]
Zerreibt man den Spitzwegerich, tritt ein Pflanzensaft aus, der den Juckreiz nach Bienen- oder Mückenstichen lindert. Der Saft desinfiziert die Wunde und beschleunigt das Abheilen. Frische Insektenstiche sollten damit gleich gar nicht zu jucken beginnen und ältere Stiche heilen schneller ab. Spitzwegerich kann verrieben oder angequetscht auch bei Schnittwunden, blauen Flecken und offenen Wunden als „Wiesenpflaster" verwendet werden. Am besten längere Blätter verwenden und ein paar Blätter gemeinsam verknoten, so können sie leichter angebracht werden. Wenn ihr dann wieder daheim seid, könnt ihr einen starken Tee aus den frischen Blättern kochen und diesen mittels Kompresse auf die Stelle geben.

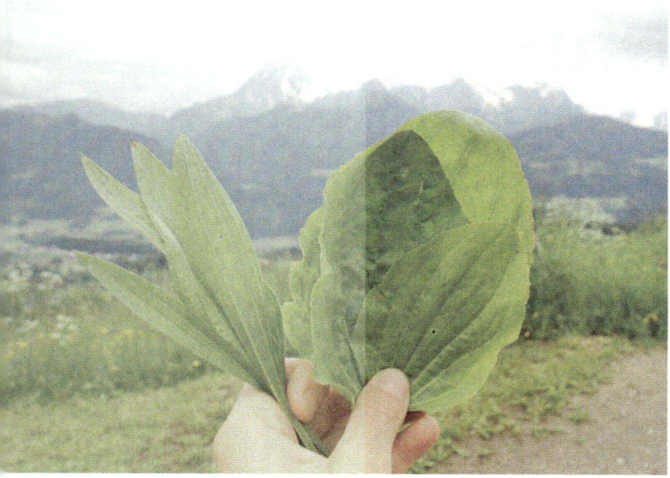

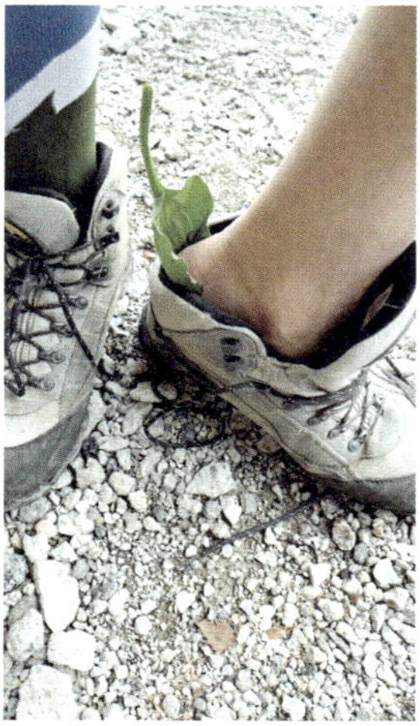

Spitzwegerich [*Plantago lanceolata*], im Bild links
Breitwegerich [*Plantago major*], im Bild rechts und
als Blasenpflaster im rechten Bild

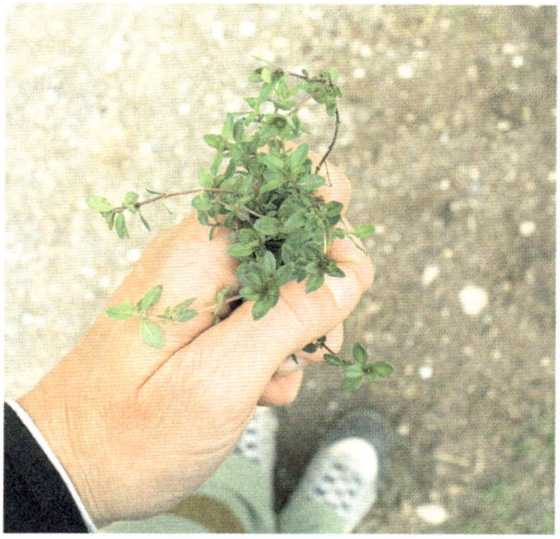

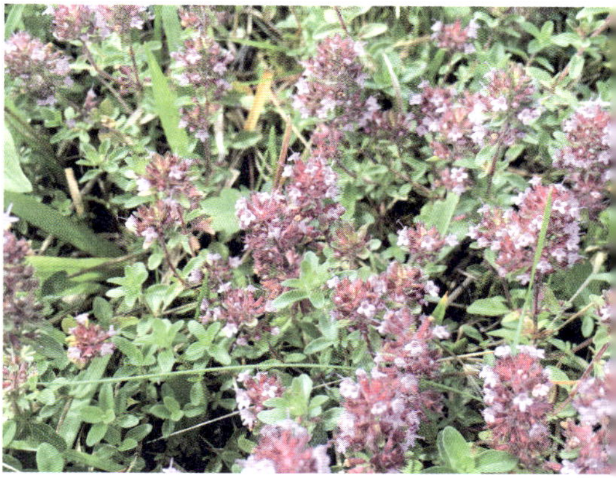

Quendel / Wilder Thymian [*Thymus pulegioides*]

3) BREITWEGERICH [*Plantago major*]
Breitwegerich (der „große Bruder" des Spitzwegerichs) kann als Blasenpflaster direkt auf die betroffene Stelle aufgelegt werden, dann einfach Socken und Schuhe wieder darüber anziehen und weiterwandern. Die Schmerzen werden gelindert, die Rötung verblasst und die Blasen – falls sich schon welche gebildet haben – heilen schneller ab. Aufgrund des hohen Aucubin-Gehaltes wirkt der Breitwegerich wie der Spitzwegerich antibiotisch.

4) QUENDEL / WILDER THYMIAN [*Thymus pulegioides*]
Angequetschtes frisches Kraut oder ein Umschlag aus einem starken Absud (abgeseihter, abgekühlter Tee) kann bei frischen Wunden, blutunterlaufenen Stellen, Warzen und Geschwüren helfen. Das enthaltene Thymol wirkt antiseptisch. Der alkoholische Auszug kann auch als Einreibung bei Verstauchungen und Quetschungen angewendet werden.

5) HIRTENTÄSCHEL [*Capella bursa-pastoris*]
Das Hirtentäschel gilt als eine der blutstillendsten Wildpflanzen in unseren Breiten – besonders in Form von Tee und Tinktur. Zur Not kann man aber auch das frische zerquetschte Kraut auf blutende Wunden geben. Warum also nicht einfach eine Pro-forma-Hirtentäschel-Tinktur dabei haben? Für eine Tinktur einfach eine Handvoll Hirtentäschel klein hacken, in ein Glas füllen und mit Alkohol (zum Beispiel Korn) aufgießen, verschließen. An einem hellen, aber nicht direkt der Sonne ausgesetzten Ort ausziehen lassen und immer wieder schütteln. Nach ca. 2–3 Wochen abseihen.

6) SCHAFGARBE [*Achillea millefolium*]
Auch der Saft, der beim Zerdrücken der Schafgarbenblätter austritt, kann auf Wunden aufgetragen werden. Dadurch wird die Blutung gestoppt, die Wunde desinfiziert und eine schnellere Heilung in Gang gesetzt. Die Schafgarbe besitzt darüber hinaus ein breites Wirkungsspektrum: Sie gilt als entzündungshemmend, antiseptisch, krampflösend und noch so manches mehr!

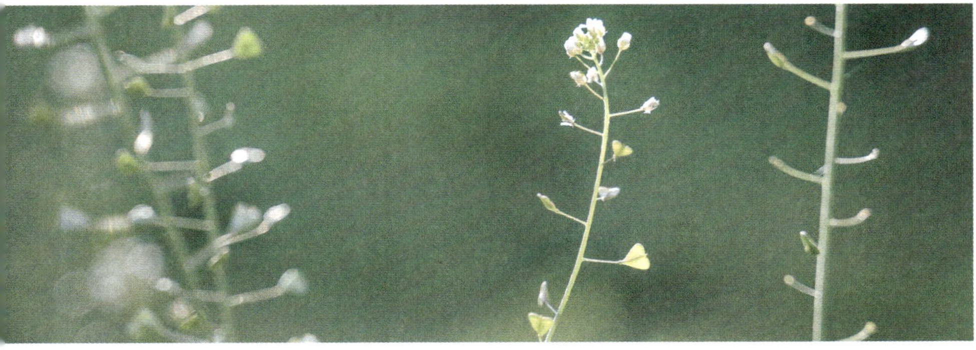

Hirtentäschel [*Capella bursa-pastoris*]

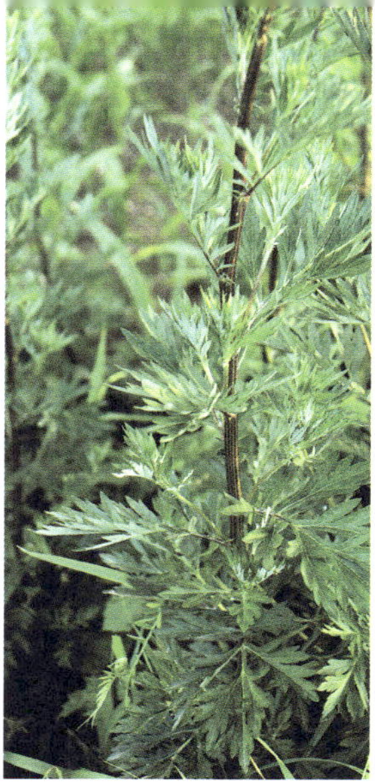

Beifuß *[Artemisia vulgaris]*

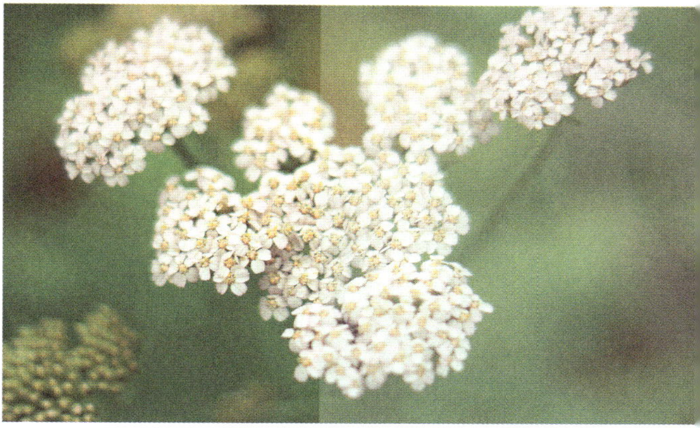

Schafgarbe *[Achillea millefolium]*

7) BEIFUSS *[Artemisia vulgaris]*

Zur Behandlung von Wunden zerstößt man Beifußblätter, drückt den Saft heraus und benetzt damit die Wunde. Wenn Beißfuß in größeren Mengen zur Verfügung steht, kann man auch einen Saft daraus gewinnen und diesen teelöffelweise trinken. Beifuß hilft aber auch bei müden Beinen – dazu einfach einige Blätter in die Schuhe legen. Auch das Beifußöl kann bei müden und geschwollenen Beinen einen guten Dienst leisten (siehe dazu das Rezept auf Seite 144). Wenn man Beifußblätter zwischen den Fingern zerreibt und den Duft einatmet, kommt man zu neuen Kräften und Insekten werden vom Geruch vertrieben.

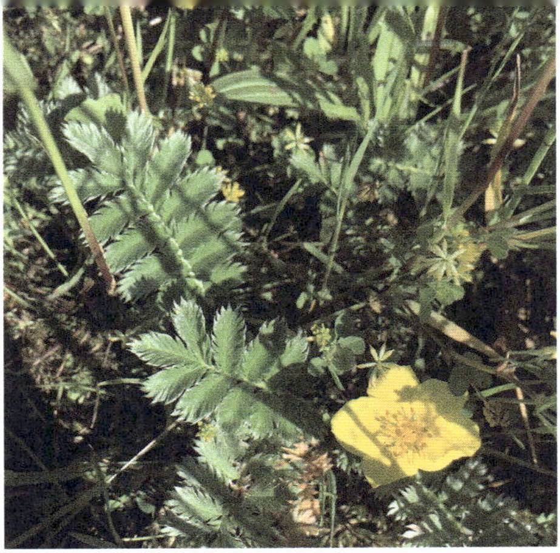

Gänsefingerkraut *[Potentilla anserina]*

8) GÄNSEFINGERKRAUT *[Potentilla anserina]*
Gänsefingerkraut ist vor allem für seine krampflösende Wirkung bekannt! Wenn ihr also unterwegs einen Wadenkrampf habt, haltet gleich nach dem Gänsefingerkraut Ausschau. Es wächst gerne an grasbewachsenen Plätzen und begangenen Wegen bzw. -rändern. Das Prinzip bleibt gleich: Blätter zerreiben und auf die krampfende Stelle halten oder binden. Ein Tee oder eine Tinktur aus dem Gänsefingerkraut kann auch innerlich bei Krämpfen helfen, denn es unterstützt dabei, die Muskeln zu entspannen. Es reinigt das Blut und macht es flüssiger somit ist es auch bei Krampfadern zu empfehlen.

9) BEINWELL *[Symphytum officinale]*
Falls ihr euch den Fuß verstaucht habt, kann Beinwell gute Dienste leisten. Einfach ein Blatt leicht anquetschen, um den schmerzenden Knöchel wickeln und die Socken wieder darüber anziehen. Das enthaltene Allantoin fördert die Wundheilung und Regeneration der Zellen. Für die weitere Behandlung kann auch eine Beinwellsalbe zum Einsatz kommen (siehe dazu das Rezept auf Seite 166).

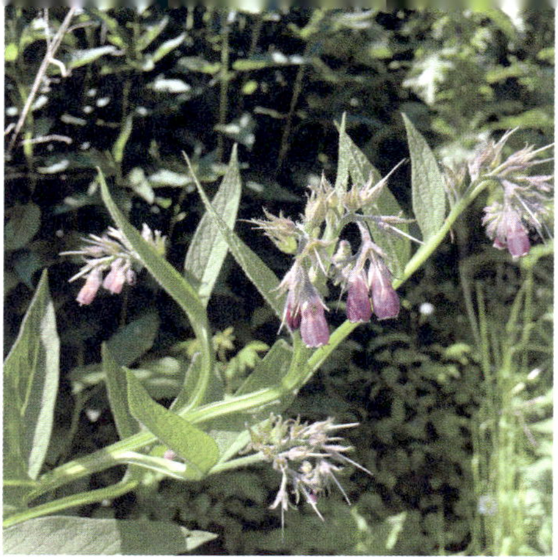

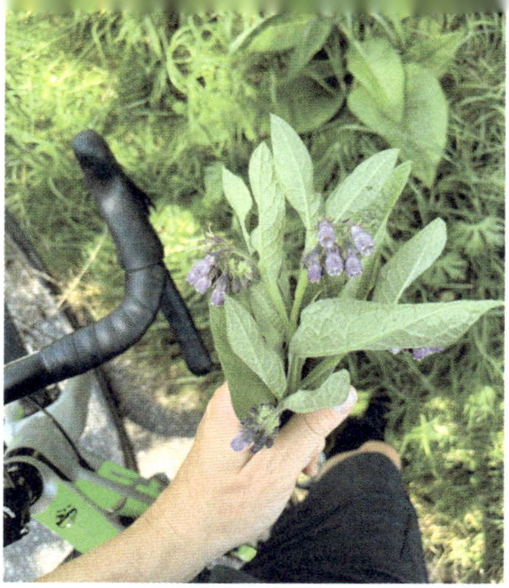

Beinwell / *Symphytum officinale* /

10) HUFLATTICH / *Tussilago farfara* /
Wart ihr zu viel in der Sonne – und gerade am Berg kann man das leicht unterschätzen – so sucht euch einfach ein Huflattichblatt. Dieser mag es gern etwas steinig und wächst oft am Wegrand. Früher wurde der Huflattich auch „Hitzeblatt“ genannt, da er die Haut kühlt und die Rötung lindert. Übrigens: Der Große Ampfer, auch „Alpenampfer“, der häufig auf Almen zu finden ist, wirkt ebenfalls kühlend. Früher wurde auf Almen sogar die Butter damit eingewickelt.

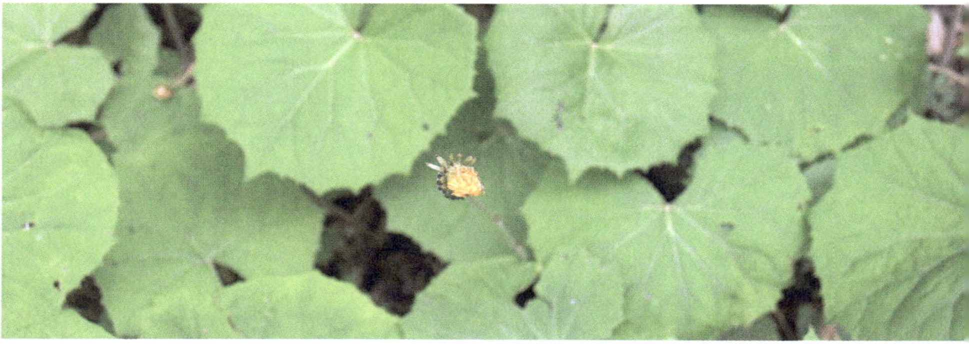

Huflattich / *Tussilago farfara* /

11) GÄNSEBLÜMCHEN *[Bellis perennis]*
Das allseits bekannte Gänseblümchen findet man in fast jedem Rasen, aber oft auch bis hoch hinauf zu den Almen. Es hilft bei Prellungen, Verstauchungen und Muskelschmerzen. Daher wird es auch liebevoll „Arnika der Kinder" genannt. Um sich unterwegs der schmerzstillenden und wundheilenden Wirkung zu bedienen, pflückt man einige Blütenköpfe und reibt sie zwischen den Fingern, bis sie leicht breiartig sind. Dann auf die Prellung auflegen. Als schneller Snack für zwischendurch bereitet einem das Gänseblümchen auch Freude.

12) HAUSWURZ *[Sempervivum tectorum]*
Die bei uns heimische Hauswurz hat eine lange Geschichte in unseren Breiten. Sie wirkt ähnlich wie Aloe Vera und ist somit kühlend, brand- und schmerzstillend, entzündungshemmend, wundheilend, krampflösend etc. Sie wird ebenfalls frisch auf betroffene Stellen gegeben, dazu einfach eine Seite des fleischigen Blatts öffnen und die feuchte Seite auflegen.

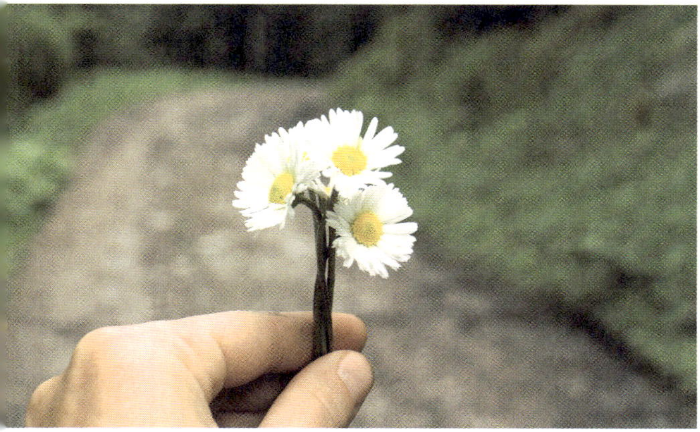

Gänseblümchen *[Bellis perennis]*

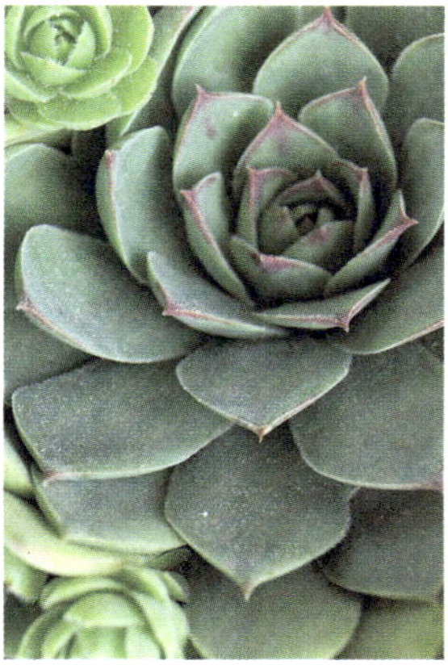

Hauswurz *[Sempervivum tectorum]*

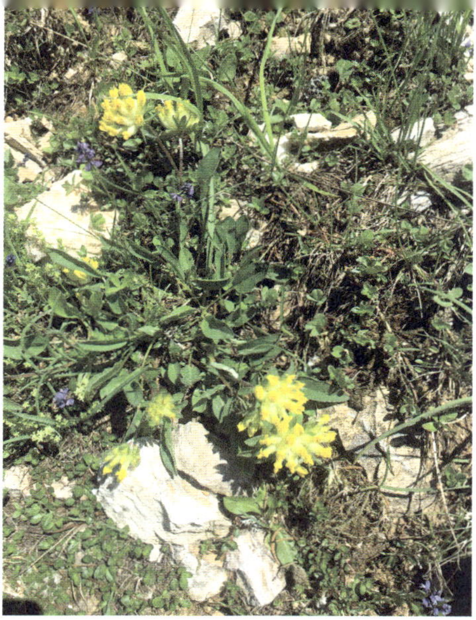

Echter Wundklee [*Anthyllis vulneraria*]

13) ECHTER WUNDKLEE [*Anthyllis vulneraria*]
Als Blutstiller macht er seinem Namen alle Ehre. Auch „Wunden" in der Landschaft schließt er schnell – wenn einzelne Landstriche nach einem Lawinenabgang verwüstet sind und regelrechte Gruben und Krater in die Erde geschürft sind, siedelt er sich rasch an und festigt den Boden damit. Bevorzugt wächst er aber auf kalkhaltigen Böden und an sonnigen Hängen. Als Erste-Hilfe-Maßnahme zerdrückt man das Kraut und legt den Kräuterbrei auf Quetschungen, Schürf- oder Schnittwunden. Hierbei kommen vor allem die enthaltenen Gerbstoffe zum Tragen.

— Insektenstiche: Roll-On mit Spitzwegerich

Insektenstiche

Der „König des Weges" („rich" ist ein altes Wort für „König") macht seinem Namen alle Ehre, denn er wächst genauso wie sein Verwandter, der Breitwegerich, oft am Wegrand – und er ist ein toller Wegbegleiter. Der **Spitzwegerich** *[Plantago lanceolata]* ist aufgrund der enthaltenen Schleimstoffe DAS Kraut zur Linderung von Mückenstichen. Denn das enthaltene Aucubin desinfiziert und unterstützt die Heilung. Falls gerade kein frischer Spitzwegerich am Weg entlang wächst, empfiehlt es sich, den praktischen selbstgemachten Roll-on immer dabei zu haben.

UND DAS BRAUCHST DU DAFÜR:

- eine kleine Handvoll Spitzwegerichblätter
- 50 ml Alkohol (z. B. Korn)
- optional 1 EL Pflanzenöl (z. B. ein gutes Sonnenblumenöl; oder ihr verwendet einen wundheilenden Ölauszug, z. B. Ringelblumenöl)
- insgesamt 4 Tropfen ätherische Öle von Pfefferminze (kühlt) und Lavendel (beruhigt die Haut)

SO GEHT'S:

VORBEREITUNG: Um die Inhaltsstoffe des Spitzwegerichs optimal zu lösen, wird zuerst eine Tinktur hergestellt. Dafür die Blätter kleinschneiden, in ein verschließbares Glas geben und mit Alkohol übergießen, bis alles gut bedeckt ist. An einen dunklen Ort stellen und immer wieder schütteln. Nach 3–4 Wochen kann die Tinktur abgeseiht werden.

ZUBEREITUNG ROLL-ON: Ein 10 ml fassendes Roll-on-Fläschchen mit der Tinktur befüllen (wer noch etwas Pflanzenöl dazugeben möchte, sollte dafür noch etwas Platz lassen). Danach die ätherischen Öle tropfenweise hinzufügen. Vor jedem Gebrauch gut schütteln und beim nächsten Mückenstich direkt auf die Haut auftragen.

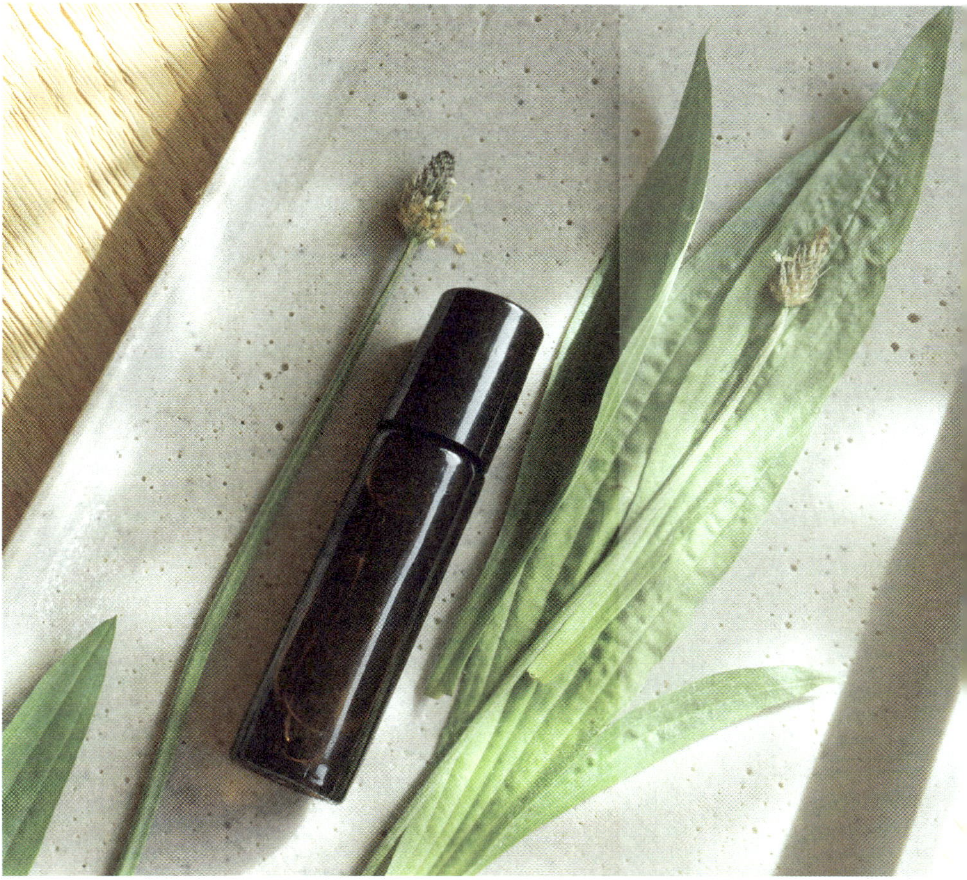

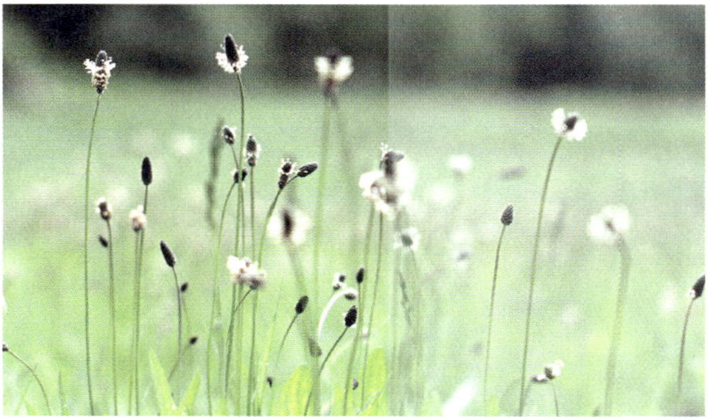

Insektenspray mit ätherischen Ölen

Insektenstiche

Wenn einem kleine Plagegeister das Leben schwer machen, muss rasch Abhilfe her. Ein selbstgemachter Insektenspray ist im Handumdrehen fertig und ihr benötigt dafür nur ein paar wenige Zutaten. Im Gegensatz zu gekauften Sprays wisst ihr ganz genau, was darin enthalten ist und obendrein riecht er ganz toll.

Um Mücken zu vertreiben, eignen sich einige ätherische Öle besonders gut, vor allem die Öle von Citronella und Eukalyptus sind dafür bekannt, aber auch Lavendel und Pfefferminze funktionieren gut.

UND DAS BRAUCHST DU DAFÜR:

- 50 ml Lavendel-Hydrolat
- 40 ml abgekochtes, ausgekühltes Wasser
- 10 ml Alkohol (z. B. Korn)
- optional 1 EL Apfelessig
- 8 Tropfen Zitroneneukalyptusöl
- 5 Tropfen Melissen- (Cymbopogon) oder Citronellaöl
- 3 Tropfen Pfefferminzöl

Ergibt eine Sprühflasche mit zirka 100 ml.

SO GEHT'S:

Eine 100-ml-Sprayflasche mit dem Lavendel-Hydrolat, dem abgekochten Wasser und dem Alkohol befüllen. Danach die ätherischen Öle tropfenweise dazugeben. Verschließen, schütteln, fertig.

Durch das enthaltene Pfefferminzöl wirkt der Spray leicht kühlend und das Lavendel-Hydrolat besitzt eine beruhigende Wirkung. Vor dem Anwenden nochmals kurz schütteln. Den Spray entweder vor der sportlichen Betätigung großzügig auf Arme und Beine auftragen oder ihr packt ihn direkt in den Rucksack und habt ihn so bei Bedarf immer zur Hand.

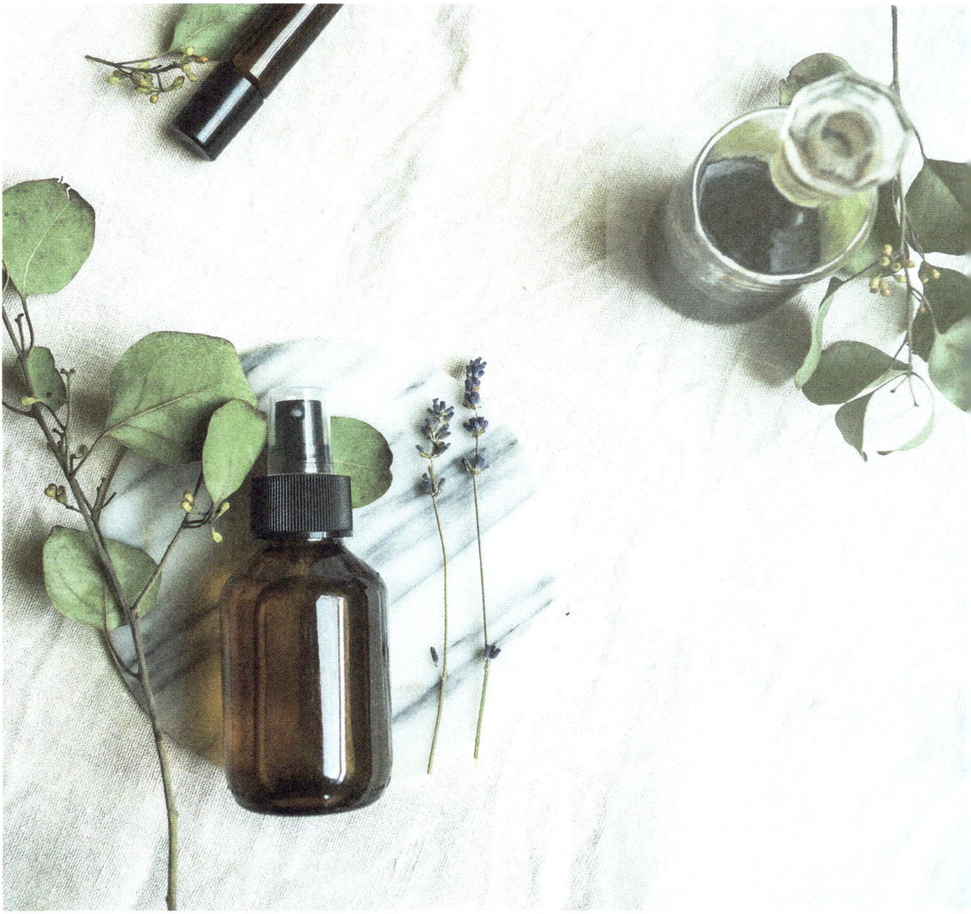

TIPP

Bei ätherischen Ölen gibt es große Qualitätsunterschiede – für die Verwendung auf der Haut sollten nur naturreine ätherische Öle in Bio-Qualität verwendet werden. Vorsicht bei der Verwendung von Zitrusölen – sie können die Haut lichtdurchlässiger machen. Bitte unbedingt die allgemeinen Hinweise zur Verwendung von ätherischen Ölen beachten *(siehe Seite 174)!*

Anti-Zecken-Öl

Anti-Zecken

Besonders im Frühling sind Zecken häufig in Wiesen und Wäldern anzutreffen. Fast jeder hatte schon einmal eine Begegnung mit diesen unliebsamen Wegbegleitern. Natürlich gibt es keinen absoluten Schutz, aber ein paar Hilfsmittel können wir uns zunutze machen. Lange Kleidung und sich nach der Aktivität zu Duschen und den Körper nach Zecken abzusuchen sind dabei wohl die unmittelbarsten Maßnahmen. Zusätzlich kann man sich mit etwas Kokosöl und ein paar ätherischen Ölen rüsten, denn Zecken mögen diese Stoffe nicht. Dafür verantwortlich ist der Duft bestimmter ätherischer Öle und eine im Kokosöl enthaltene Fettsäure (Laurinsäure).

UND DAS BRAUCHST DU DAFÜR:

- 4 EL Kokosöl
- mind. 4 Tropfen ätherische Öle von Lavendel und Zitroneneukalyptus (Eukalyptus citriodora), optional auch von Rosmarin, Thymian, Anis, Nelken und Zeder

SO GEHT'S:

Kokosöl leicht erwärmen, sodass es schmilzt, danach die ätherischen Öle dazugeben und abkühlen lassen. Während des Erkaltens ab und zu umrühren, damit die ätherischen Öle gleichmäßig im Kokosöl verteilt bleiben, während das Kokosöl aushärtet. Vor der Betätigung im Freien die Arme und Beine damit einreiben und bei Bedarf zwischendurch auffrischen.

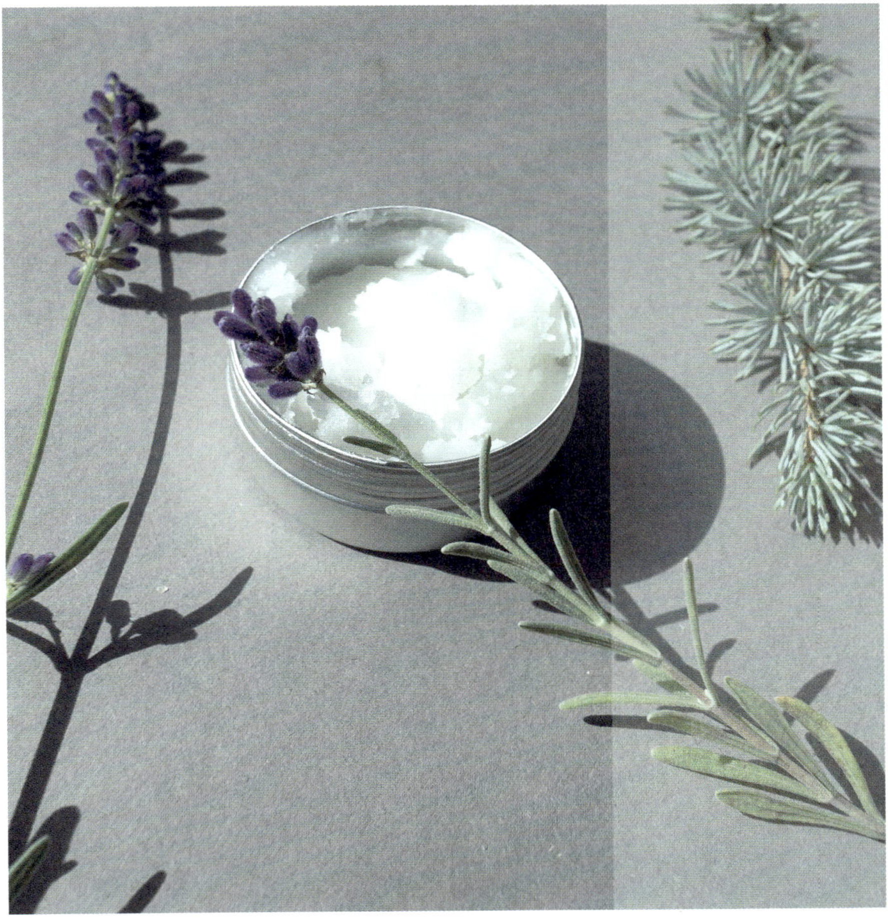
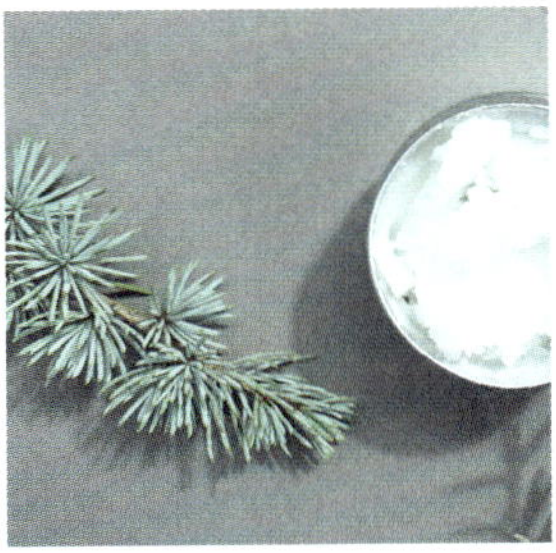
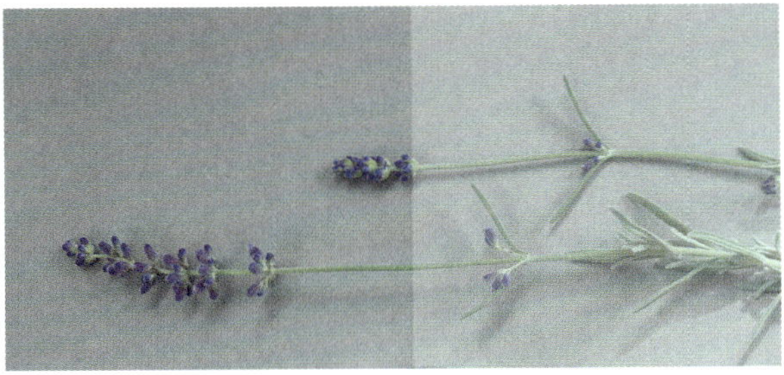

Sonnencreme

Sonnenschutz

Sommer, Sonne, Sonnenbrand! Dafür ist die UV-B-Strahlung verantwortlich. Und damit man sich davor schützen kann, kommt hier meine Anleitung zur selbstgemachten Sonnencreme. Wer sich eine natürlich Alternative zu den Sonnencremes aus dem Geschäft wünscht, wird hier fündig.

ÖLE SCHÜTZEN DIE HAUT

Es gibt einige pflanzliche Öle, die von Haus aus einen geringen Lichtschutzfaktor (LSF) besitzen. Sie schützen zwar vor der rötenden UV-B-Strahlung, jedoch nicht vor der UV-A-Strahlung, die tiefer in die Haut eindringen kann, die Haut altern lässt und Hautkrebs verursachen kann.

HIER EINIGE ÖLE MIT IHREN LSF IM ÜBERBLICK:

- Mandelöl: Lichtschutzfaktor 5
- Kokosöl und Sheabutter: Lichtschutzfaktor 4–7
- Himbeersamenöl: Lichtschutzfaktor 25–50 (LSF 28-50 gegenüber UV-B-, LSF 8 gegenüber UV-A-Strahlen)
- Karottensamenöl: Lichtschutzfaktor 35–40

DER UNSICHTBARE FILTER

Bei der selbstgemachten Sonnencreme greifen wir daher zusätzlich zu dem geringen LSF der Öle mittels mineralischem Filter auf einen anderen Lichtschutzfaktor zurück – und zwar Zinkoxid. Die Bestandteile des Zinkoxids verteilen sich auf der obersten Hautschicht und verstreuen und absorbieren die UV-A- und UV-B-Strahlen der Sonne, wodurch untere Hautschichten geschützt werden. Zinkoxid enthält zwar Nanopartikel, aber das ist an sich nicht bedenklich. Beim Kauf bitte unbedingt darauf achten, dass die Partikel nicht kleiner als 100 nm sind (= non nano!), damit sie die Haut nicht durchdringen

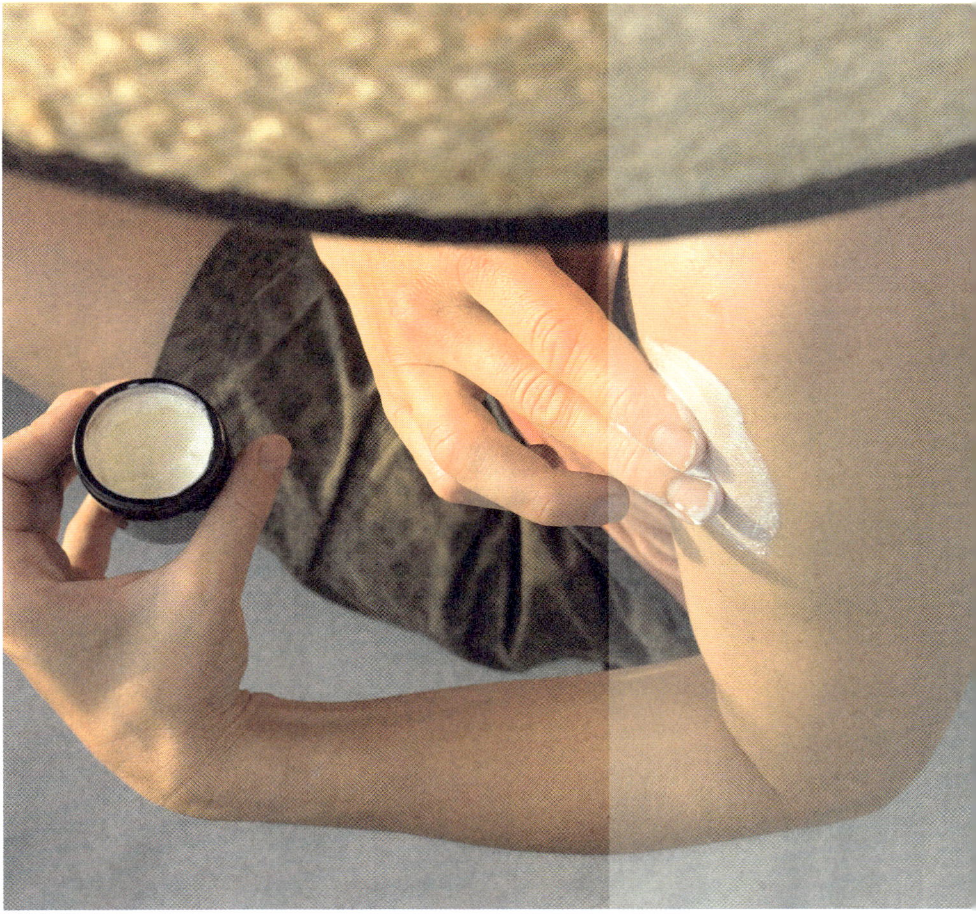

können sondern an der Hautoberfläche bleiben, um Schutz zu gewähren.

Die Dosierung des Zinkoxids richtet sich nach der Menge der hergestellten Creme. Als Grundregel gilt: Will man einen LSF von 10 erreichen, so gibt man ca. 10 Prozent Zinkoxid dazu (z. B.: hergestellte Creme beträgt 60 g, gewünschter LSF beträgt 10, so werden etwa 6 g Zinkoxid hinzugefügt).

HIER DIE ÜBERSICHT:

LSF 2–5: 5 % Zinkoxid

LSF 6–11: 10 % Zinkoxid

LSF: 12–19: 15 % Zinkoxid

LSF 20 und höher: 20 % Zinkoxid

Auf diese Art und Weise können auch andere selbst hergestellte Cremes oder Lotionen mit einem Lichtschutzfaktor versehen werden. Allerdings: Mehr als 20 Prozent Zinkoxid sollte nicht verwendet werden, da die Creme ansonsten nicht mehr gut auftragbar ist.

DIE KAROTTE HAT ES IN SICH

Zusätzlich geben wir in die selbstgemachte Sonnencreme auch noch Karottenöl, denn es fördert durch das enthaltene Carotin das Zellwachstum und stärkt so eine glatte Haut, außerdem enthält es Vitamin A und wirkt dadurch antioxidativ. Durch die Carotinoide kann ein Lichtschutzfaktor von 1–3 erreicht werden. Für das Karottenöl einfach nach dem Grundrezept für den Ölauszug (kalt oder warm) vorgehen (siehe Seite 18), idealerweise Jojobaöl verwenden, das pflegt und nährt die Haut. Alternativ eignen sich auch Sesamöl, Olivenöl oder Sonnenblumenöl.

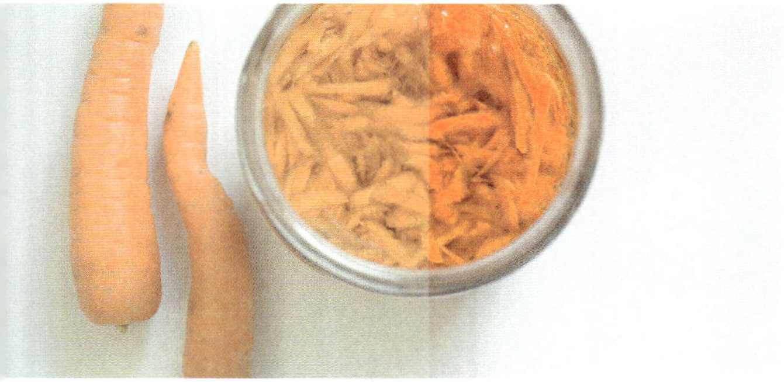

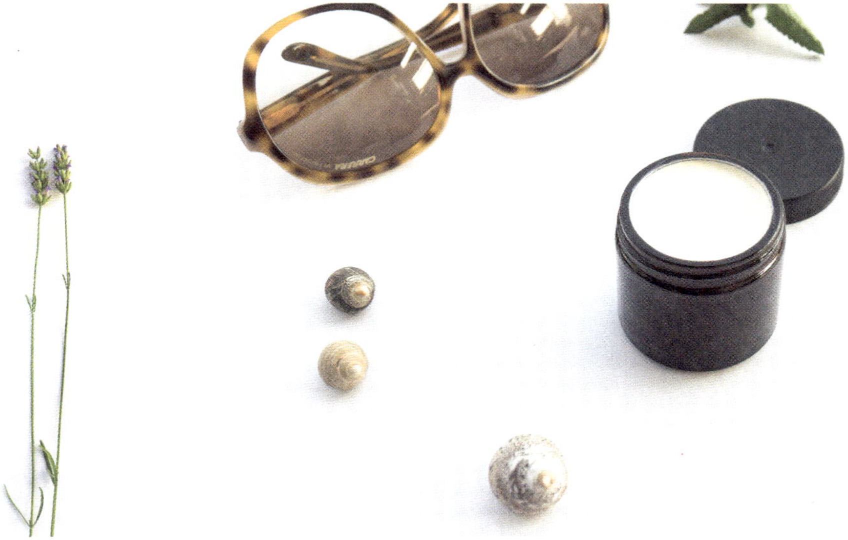

Weiters fügen wir für einen guten Duft auch ätherische Öle hinzu. Außerdem kann die Zugabe von ätherischen Ölen den Sonnenschutz zusätzlich noch leicht unterstützen (Eukalyptusöl mit LSF von 2,5 und Lavendelöl mit LSF von 5,5). Lavendelöl beruhigt zusätzlich die Haut und fördert deren Reparatur, Minzöl kühlt. Ätherische Öle helfen auch dabei, Insekten fernzuhalten aber Achtung bei ätherischen Zitrusölen. Die sollen auf keinen Fall in der selbstgemachten Sonnencreme landen, denn sie können die Haut lichtempfindlicher machen!

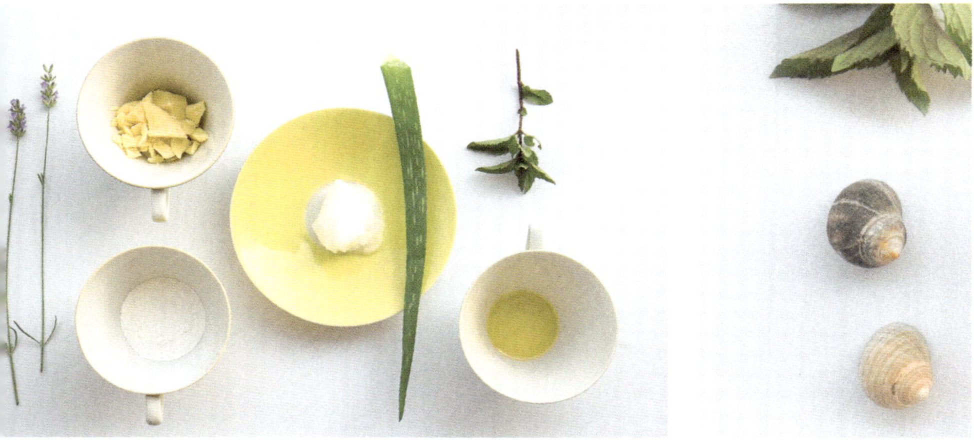

HIER ALSO NOCHMAL ALLES ZUSAMMENGEFASST INKL. MENGENANGABEN:

- 30 g Kokosöl (schützt die Haut gleichzeitig vor Bakterien, Pilzen und zum Teil vor Zecken)
- 24 g Sheabutter oder Kakaobutter
- 3 g selbstgemachtes Karottenöl (alternativ Jojobaöl, Sonnenblumen- oder Sesamöl)
- Mund-Nasen-Schutz (Staubmaske)
- Zinkoxid-Pulver je nach gewünschtem LSF, hier: 20 g Sofitix-P-Breitband (= Gemisch aus Zinkoxid & Titandioxid)
- optional 3 g Aloe-Vera-Gel, verleiht Feuchtigkeit, kühlt (alternativ Vitamin-E-Öl – schützt vor freien Radikalen, wirkt als natürliches Konservierungsmittel, Weizenkeimöl oder Leinöl)
- 15 Tropfen ätherische Öle, z. B. 10 Tropfen Lavendelöl, 3 Tropfen Eukalyptusöl, 2 Tropfen Minzöl

Ergibt einen Tiegel mit zirka 60 ml.

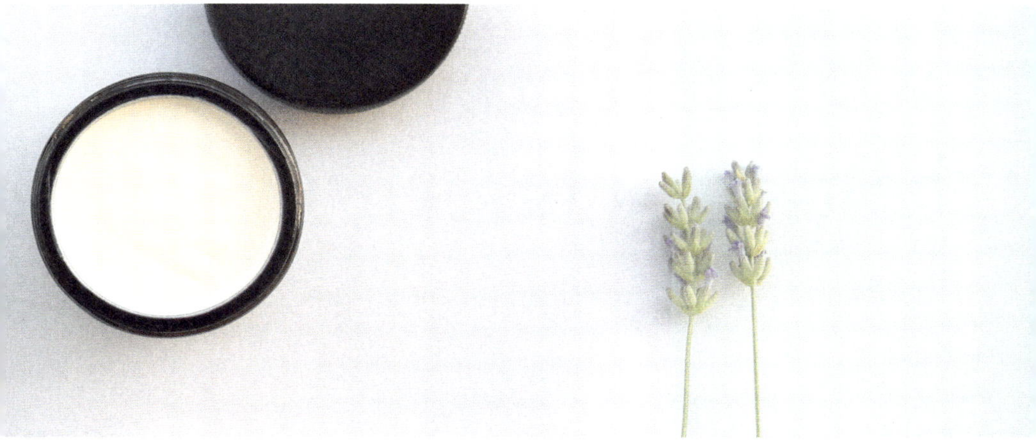

SO GEHT'S:
Kokosöl und Kakaobutter ins warme Wasserbad geben und gemeinsam langsam schmelzen. Danach Temperatur reduzieren und selbstgemachtes Karottenöl dazugeben. Leicht abkühlen lassen, die Staubmaske anlegen (um den Staub nicht einzuatmen) und das Zinkoxid vorsichtig mit einem Schneebesen unterrühren. Danach das Aloe-Vera-Gel hinzufügen. Zum Schluss die ätherischen Öle dazugeben und nochmals gut verrühren. In dunkle Gläser abfüllen und kühl und dunkel lagern – so hält die Sonnencreme zwischen 6 und 12 Monate. Wenn sie Hitze ausgesetzt wird, sollte sie zwischendurch immer wieder kühlgestellt werden.

Die Creme genau wie herkömmliche Sonnencremes verwenden – mehrmals täglich großzügig auftragen, wenn ihr zwischendurch ins Wasser geht oder stark geschwitzt habt, den Schutz erneuern.

Kälte-Waxl für Winterliebhaber & beanspruchte Lippen

Lippenpflege

Wer das ganze Jahr über draußen unterwegs ist weiß, unsere Haut benötigt speziell in der kalten Jahreszeit extra Pflege. Besonders die Lippen neigen im Winter dazu, spröde und rissig zu werden. Leider bestehen herkömmliche Pflegeprodukte aus chemisch-synthetischen Inhaltsstoffen, die auf Erdöl basieren und die Lippen eher austrocknen.

Selbstgemachter Lippenbalsam hingegen schützt die Haut und versorgt sie nachhaltig mit Feuchtigkeit. Der heilsame Honig wirkt entzündungshemmend, antiseptisch und beschleunigt den Heilungsprozess, das Öl pflegt langanhaltend, zusätzliche ätherische Öle (z. B. Melisse, Eukalyptus oder Lavendel) können antiviral und beruhigend wirken und sogar Fieberblasen oder Herpes entgegenwirken. Und an so einer selbstgemachten Lippenpflege darf man auch mal bedenkenlos schlecken. Damit ist man also gewappnet für die kalte Jahreszeit – und die „Super-Schmier“ darf ab jetzt in keinem Rucksack mehr fehlen!

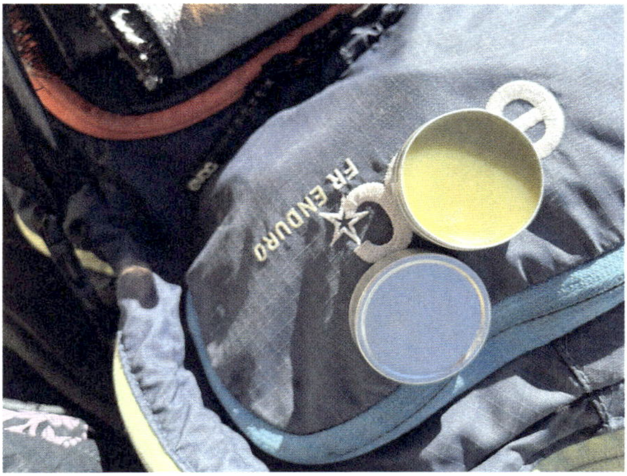

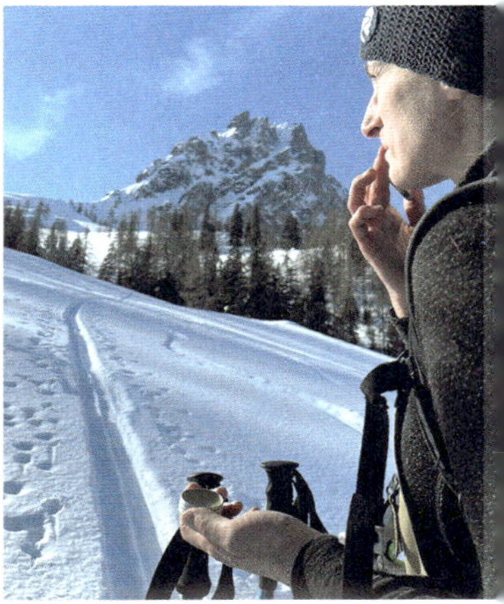

UND DAS BRAUCHST DU DAFÜR:

- 10 g Bienenwachs
- 10 g Fichtennadelöl (Ich verwende es, da die jungen Fichtenwipfel pflanzliche Stammzellen besitzen, die als sehr heilend gelten. Für das Fichtennadelöl einfach gemäß dem Grundrezept für den Ölauszug vorgehen (siehe Seite 18)
- 10 g Mandelöl, das auch besonders pflegend ist
- 10 g Kokosfett (oder Sheabutter)
- 1 Msp. flüssiger Honig
- ätherische Öle von Melisse, Eukalyptus oder Lavendel

Ergibt in etwa 6 Stifte oder 4 Döschen.

SO GEHT'S:

Bienenwachs bei 60–65 °C im Wasserbad schmelzen, restliche Öle und das Kokosfett dazugeben (nur so heiß wie nötig!), Honig und ätherische Öle erst ganz zum Schluss beigeben, wenn die Masse nicht mehr erhitzt wird und danach sofort in Stiftformen oder Döschen füllen. Auskühlen lassen (damit die Feuchtigkeit vollständig verdampft) und später verschließen. Das Kälte-Waxl ist ca. 1 Jahr haltbar.

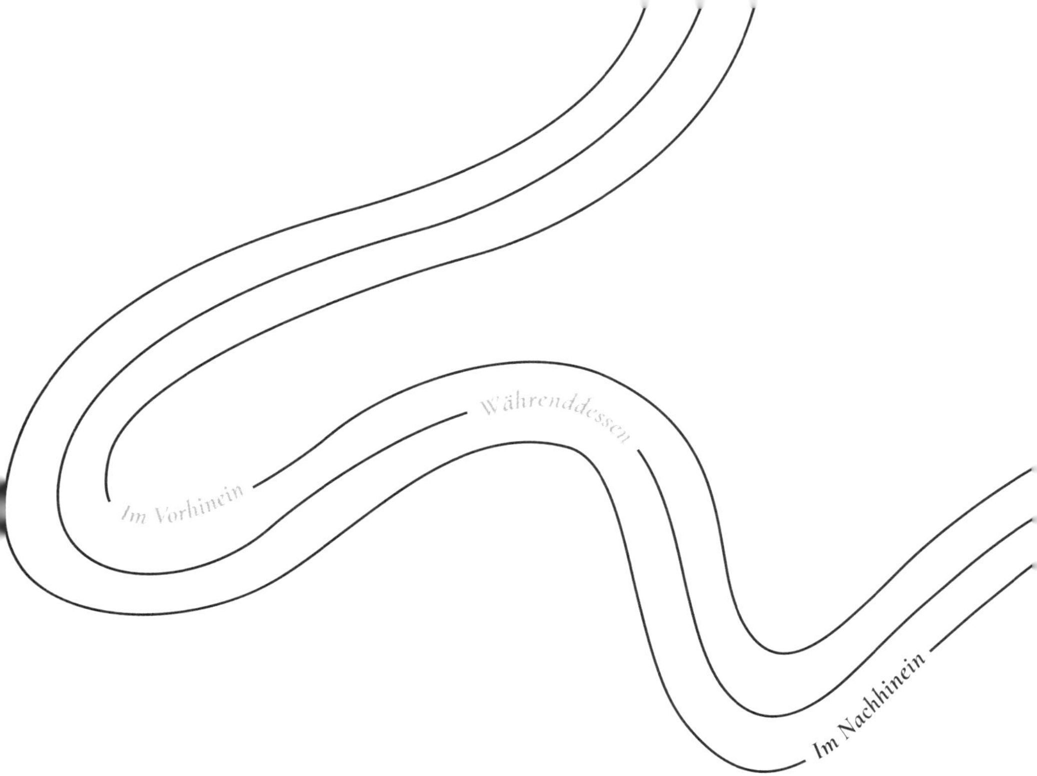
Im Vorhinein
Währenddessen
Im Nachhinein

Regenerativ *für alle Fälle danach*

Muskelentspannung & Regeneration
Nadelbaum-Badesalz
Massageöl
Beifußöl
Beinwohl-Gel

Wundbehandlung & Wundheilung
Ringelblumensalbe
Pechsalbe
Johanniskrautöl
Sportspray

Schmerzende Venen & Krampfadern
Rosskastanien-Tinktur

Schwellungen & Verstauchungen
Beinwellsalbe
Franzbranntwein

Genuss & Entspannung
Bergfex-Schnaps

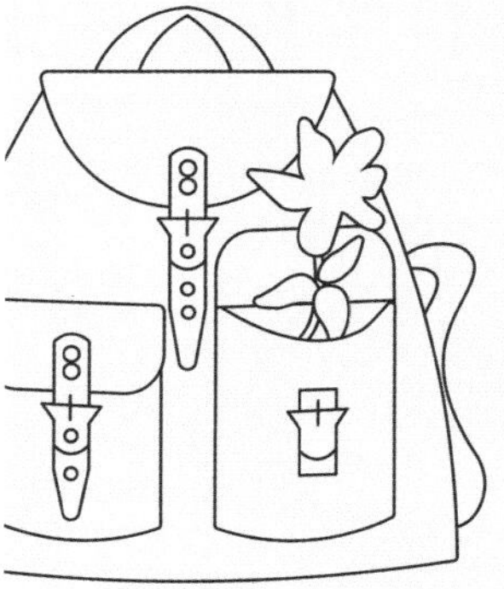

Nach dem Sport ist vor dem Sport. Damit sich unser Körper gut von der sportlichen Betätigung erholen kann, ist Regeneration angesagt. Wildkräuter können auch zur Entspannung, bei der Linderung von Schmerzen und als unterstützende Behandlung in vielen Bereichen eingesetzt werden.

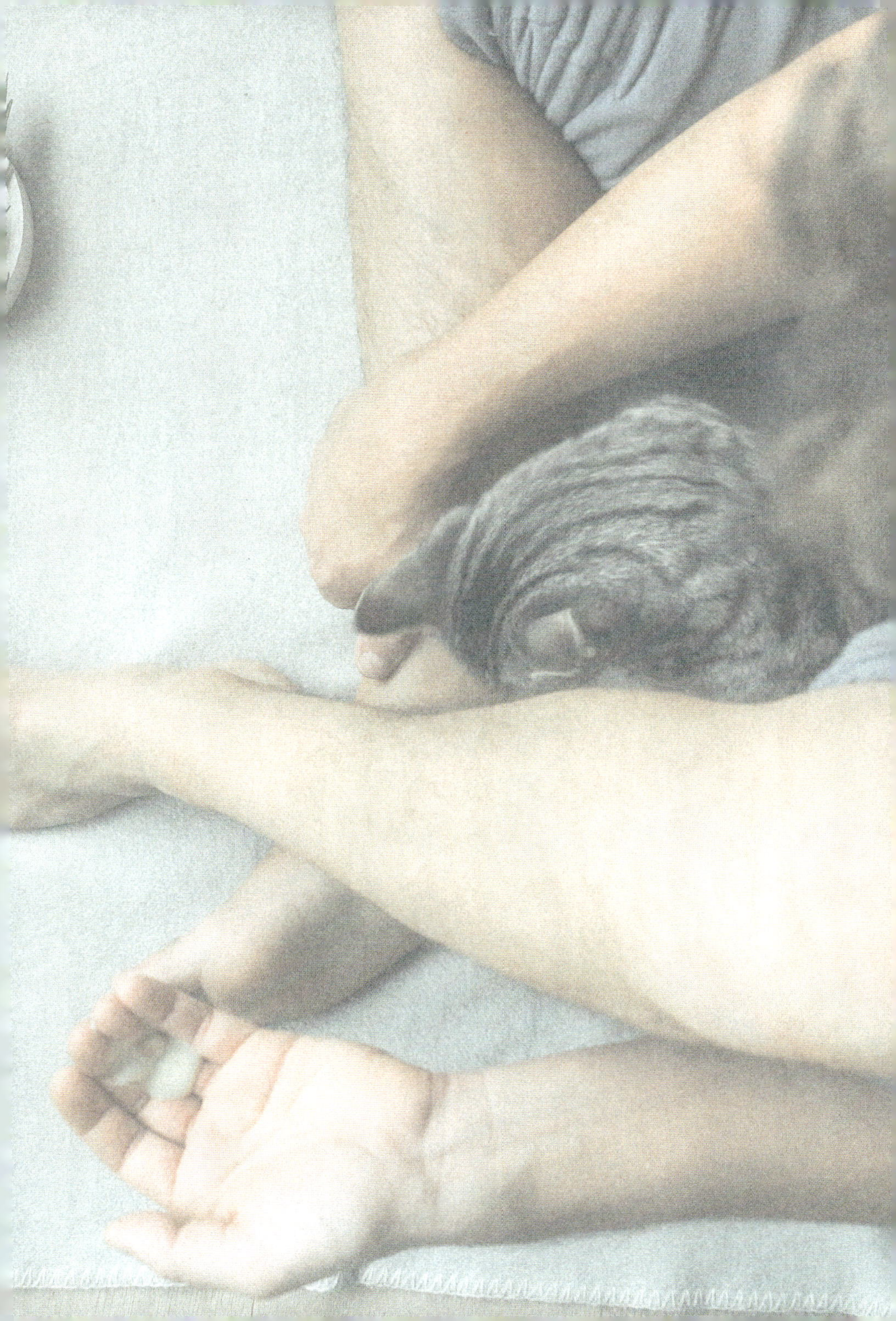

Nadelbaum-Badesalz

Muskelentspannung und Regeneration

Heimkommen vom Winterspaziergang, Skifahren oder Langlaufen – was gibt es da Feineres als ein heißes Bad – da kann's draußen noch so stürmen oder schneien. Für dieses schnelle Badesalz mit Tannen- oder Fichtennadeln braucht ihr nur eine Handvoll Zutaten – und schon ist das Home-Spa-Gefühl perfekt!

ABER WAS KANN SO EIN BAD EIGENTLICH ALLES?
Es fördert die Durchblutung in Haut und Muskeln und bewirkt, dass sich die glatte Muskulatur entspannt. Es stärkt das Immunsystem und lindert Gliederschmerzen. Die zugesetzten ätherischen Öle können die Atemwege befreien und wirken schleimlösend, sie werden auch über die Haut aufgenommen. Das Salz wirkt entzündungshemmend und antiallergisch, die Mineralien im Salz wirken sich positiv auf die Atemwege aus. Außerdem werden durch das Salz Schadstoffe abtransportiert und der Körper kann entschlacken. Die Fichtennadeln wirken Muskelschmerzen entgegen. Bitte die Baumnadeln gut bestimmen, denn sie können mit der giftigen Eibe verwechselt werden!

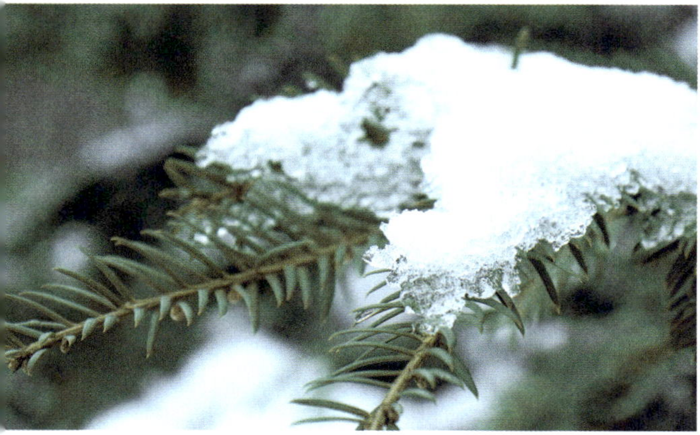

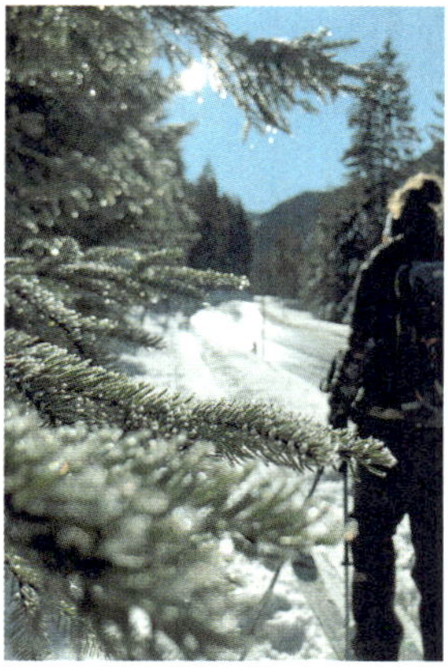

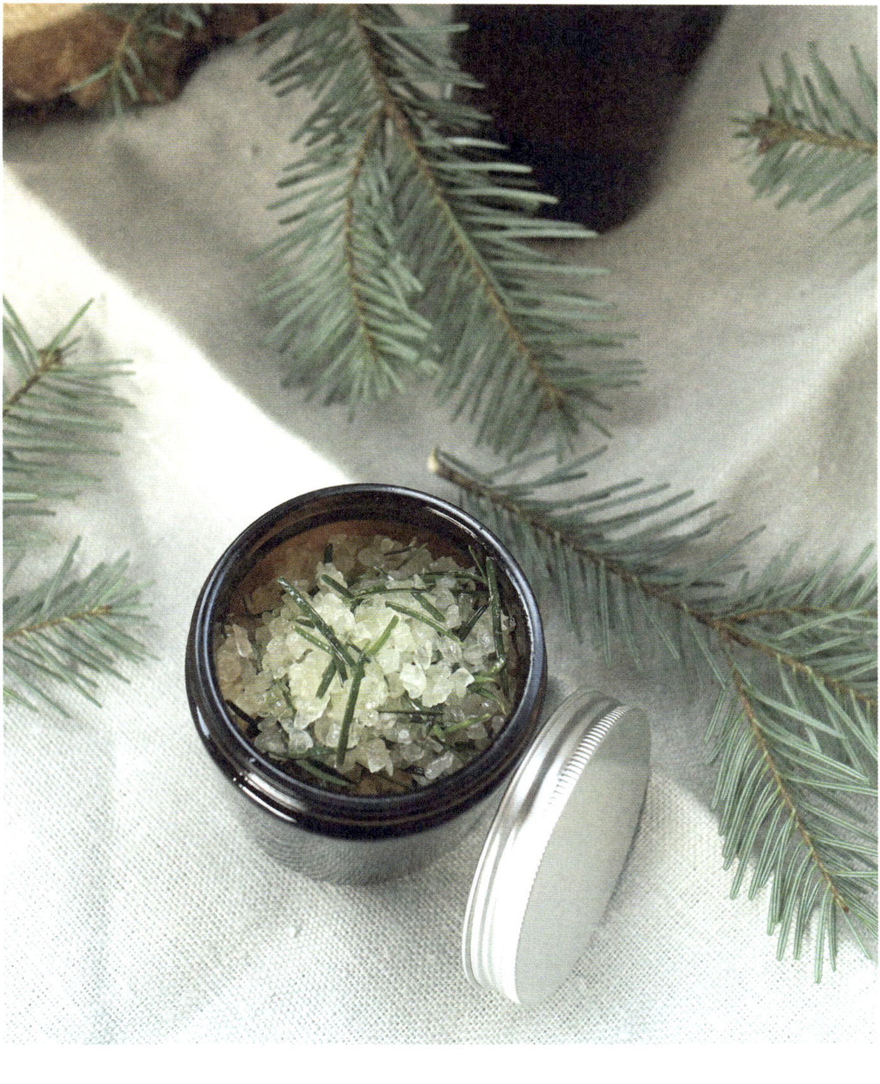

ACHTUNG!

Wenn bereits eine Erkältung ausgebrochen ist, sollte man kein Bad nehmen, da die Hitze den Infekt ansonsten nur noch verstärken würde.

UND DAS BRAUCHST DU DAFÜR:

- 2 EL Tannen- oder Fichtennadeln (frisch oder getrocknet)
- 250 g grobes naturbelassenes Salz (z. B. Meersalz)
- 10–15 Tropfen ätherische Öle von z. B. Weißtanne, Rosmarin oder Eukalyptus
- 2 EL Öl (z. B. Olivenöl, ihr könnt auch einen Ölauszug aus Fichten- und Tannennadeln verwenden den ihr voher angesetzt habt - dazu einfach der Grundanleitung auf Seite 18 folgen.

SO GEHT'S:

Die zerkleinerten Nadeln zum Salz geben, die ätherischen Öle gut mit dem Olivenöl vermischen. Dann die Ölmischung über das Salz geben und alles verrühren. Idealerweise 2–3 Tage durchziehen lassen, dann nochmals verrühren, in einen Behälter oder ein Glas füllen und gut verschließen. Innerhalb weniger Monate aufbrauchen.

ANWENDUNG:

Ca. 5 EL Badesalz in das heiße Wasser geben. Wenn dich die Nadeln stören, kannst du das Badesalz auch in einen Teebeutel geben und in die Wanne hängen. Empfohlen wird eine Badetemperatur von 32–38 °C, je nach persönlichem Empfinden. Zu heiß zu baden, ist nicht sinnvoll, da es den Organismus auch belasten kann. Zudem ist es schonender, wenn nicht der komplette Körper von Wasser bedeckt ist und z. B. die Knie, Arme und Schultern aus dem Wasser herausragen. Der Tannennadelölauszug wirkt leicht rückfettend, sodass ein nachträgliches Einschmieren gar nicht notwendig ist. Für ca. 15 bis max. 30 Minuten im Wasser bleiben, den Körper danach warmhalten und ausgiebig ausruhen.
Übrigens: Wer nicht so auf Baden steht, kann das Badesalz auch als Peeling unter der Dusche verwenden.

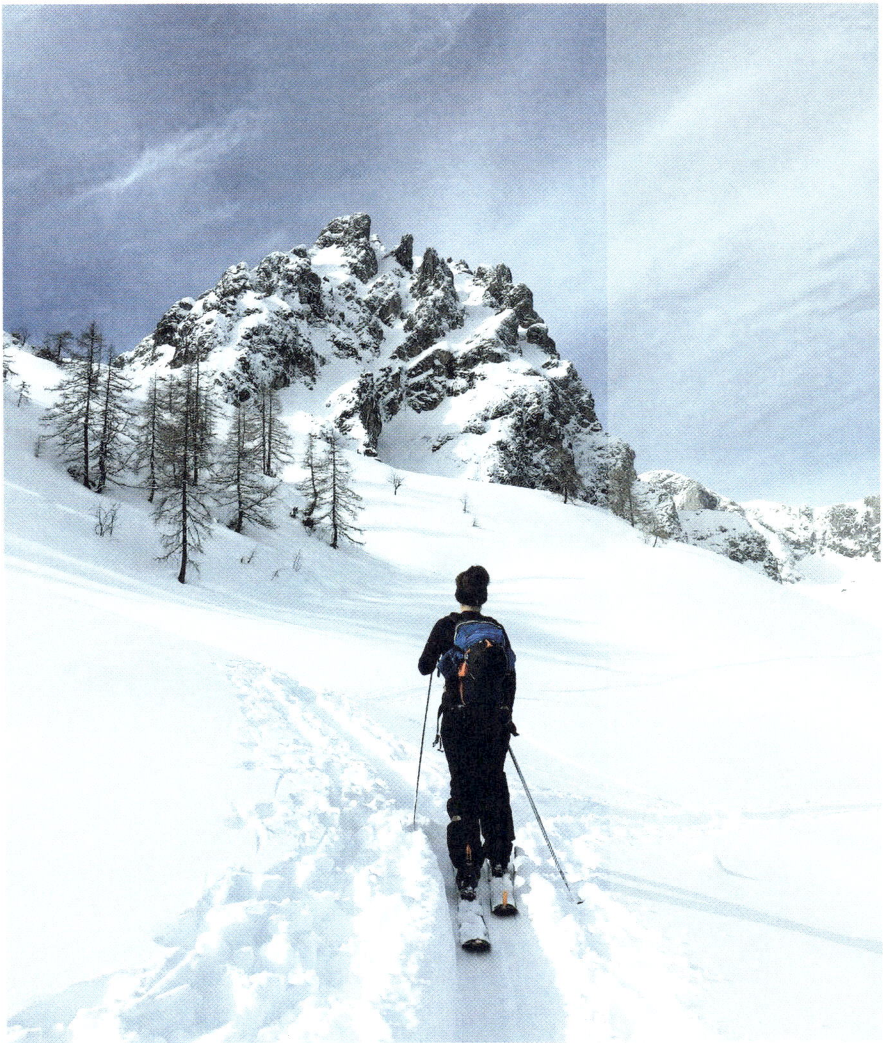

TIPP

So ein selbstgemachtes Badesalz macht sich auch sehr gut als Geschenk!

Massageöl

Muskelentspannung und Regeneration

Nach einem Tag im (Tief)schnee oder einer ausgiebigen Tour gehört eine wohltuende Massage für mich schon fast zum Standard, damit sich meine Muskeln wieder regenerieren. Bei einem Muskelkater handelt es sich eigentlich um „Mikroentzündungen", die nach der Beanspruchung auftreten – das Gute daran: In der Regel hat es zur Folge, dass der Muskel danach wächst und wir trainierter sind. Neben der Entspannung der Muskeln kann eine Massage das Bindegewebe straffen und die Durchblutung anregen. Gerade wenn es draußen kalt ist, darf unsere Körperpflege auch etwas reichhaltiger sein. Also her mit den Ölen!

PFLANZENBASIERT

Als Basis-Öle für das selbstgemachte Massageöl könnt ihr aus einer breiten Palette auswählen – je nach Verwendungszweck. Jojobaöl ist ein guter Feuchtigkeitsspender, Mandelöl hilft bei trockener Haut und fördert die Zellneubildung. Außerdem bringt es Mineralstoffe in die Zellen und sorgt damit für Feuchtigkeit. Alternativ kann auch Sesamöl verwendet werden, es wirkt leicht durchblutungsfördernd. Weitere mögliche Basis-Öle sind: Sonnenblumenöl, Olivenöl und Weizenkeimöl. Grundsätzlich sollten nur naturbelassene Bio-Produkte verwendet werden, da diese für die Haut besonders verträglich sind.

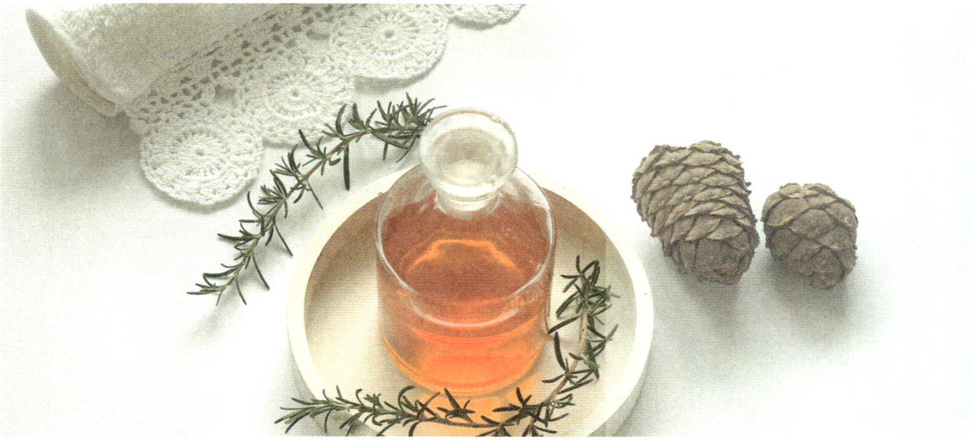

EINMAL EXTRA BITTE

Plus: In all diese Öle könnt ihr auch Pflanzengut einlegen und vorab einen klassischen Ölauszug machen, dazu bitte dem Grundrezept für Ölauszüge auf Seite 18 folgen.

Als Zusatz für das selbstgemachte Massageöl könnt ihr noch ätherische Öle als weitere Duft-und Wirkstoffe hinzufügen. Als Grundregel für die Dosierung gilt: Auf 100 ml Basis-Öl kommen ca. 15 Tropfen ätherisches Öl. Oder anders gesagt: Als grobe Richtlinie kann das prozentuale Vorkommen des ätherischen Öles in einer lebenden Pflanze genommen werden, das meist bei ca. 1 Prozent liegt. Natürlich dürfen hier auch verschiedene ätherische Öle kombiniert werden. Bitte unbedingt die generellen Hinweise zur Verwendung von ätherischen Ölen beachten (siehe Seite 174)!

Zur Entspannung von Muskeln und Gelenken eignen sich unter anderem folgende ätherische Öle: Eukalyptus, Rosmarin, Wacholder, Fichte, Latschenkiefer, Weißtanne, Pfefferminze, Kiefernnadel und Majoran. Gegen Schmerzen im Bewegungsapparat eignet sich auch Nelkenöl gut. Es wirkt schmerzlindernd und besitzt eine entkrampfende Wirkung. Bei Muskelübersäuerung kann auch das Öl aus der Ackerminze gute Dienste leisten, es aktiviert die Blutzirkulation in Muskeln und Gewebe und besitzt antiseptische Eigenschaften. Zusätzlich kühlt das Öl leicht und lindert Muskelkrämpfe nach sportlichen Aktivitäten.

UND DAS BRAUCHST DU DAFÜR:

- 55 ml Pflanzenöl oder Ölauszug
- 40 ml Mandelöl oder Jojobaöl

Ätherische Öle:

- 4 Tropfen Rosmarin
- 4 Tropfen Wacholderholz
- 2 Tropfen Latschenkiefer
- 2 Tropfen Zitroneneukalyptus
- 2 Tropfen Nelke
- 1 Tropfen Ackerminze

Ergibt ein Fläschchen mit zirka 100 ml Füllmenge.

SO GEHT'S:

Die „fetten Öle“ (Pflanzenöl, Mandelöl) in eine dunkle Glasflasche füllen, danach die ätherischen Öle dazugeben, verschließen und gut schütteln.

Bei der Lagerung des selbst hergestellten Massageöls darauf achten, dass das Öl keiner extremen Hitze oder direkter Sonneneinstrahlung ausgesetzt ist. Je nach verwendetem Trägeröl ist das Massageöl mehrere Monate haltbar. Es empfiehlt sich jedoch eher, immer kleinere Mengen zu mischen.

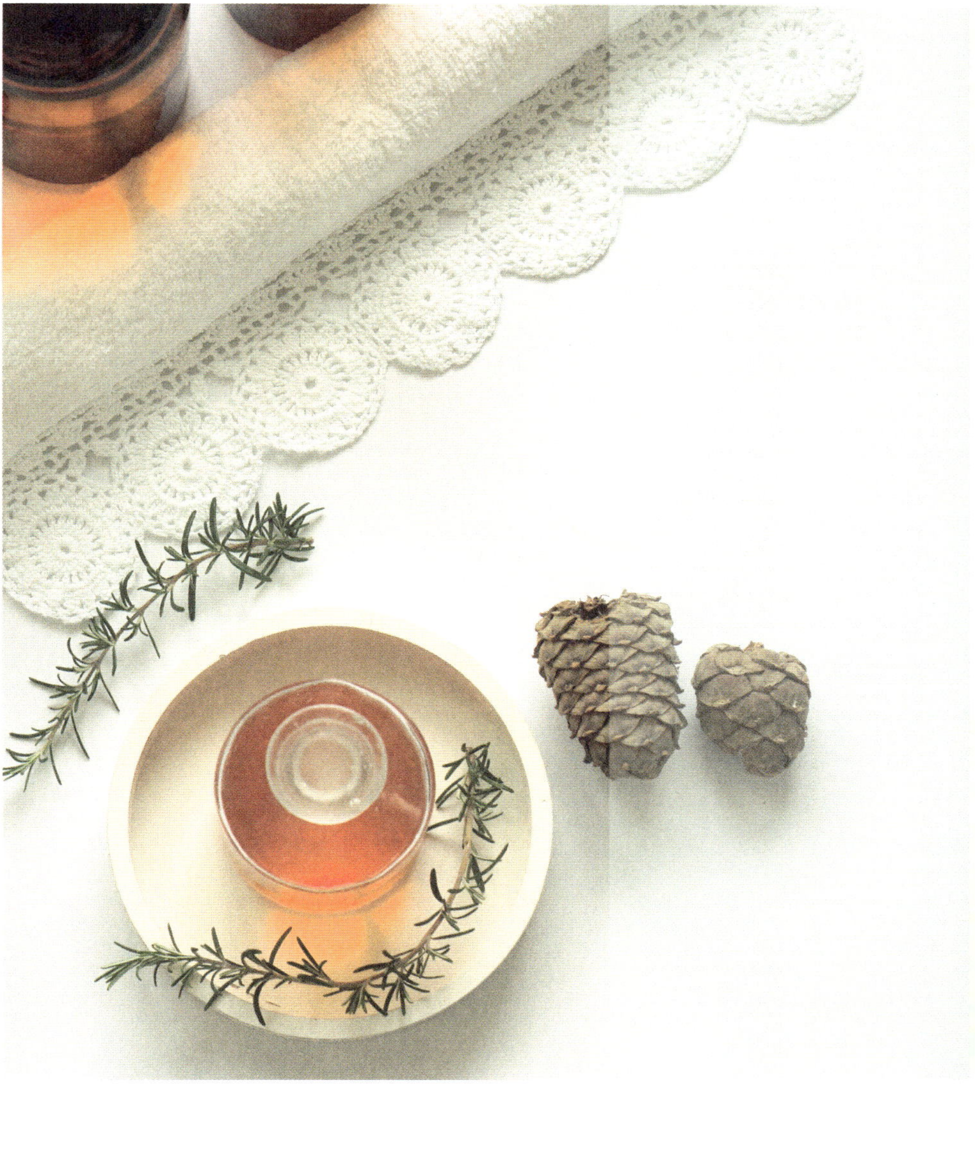

Beifußöl

Muskelentspannung und Regeneration

Den Namen **Beifuß** *[Artemisia vulgaris]* hat er seiner wohltuenden Wirkung auf die Füße zu verdanken. Früher legten sich die Menschen seine Blätter in die Schuhe, um nicht so schnell zu ermüden und schon die alten Römer ließen Beifuß entlang von Wegen kultivieren. Aber nicht nur müde Füße und Beine profitieren von seiner wärmenden und durchblutungsfördernden Wirkung. Beifuß gilt auch als entkrampfend und ist daher eine geschätzte Pflanze in der Frauenheilkunde. Jüngere Forschung hat gezeigt, dass Beifuß durch den enthaltenen sekundären Pflanzenstoff Artemisin auch bei Malaria zum Einsatz kommen könnte. Beifuß gilt übrigens als kleiner Bruder des Wermuts, da er in ähnlichen Anwendungsgebieten eingesetzt werden kann. Beifuß wird zudem auch gerne zum Räuchern verwendet. Vorsicht gilt allerdings bei einer Korbblütler-Allergie.

Eine Einreibung mit Beifußöl hilft bei müden und geschwollenen Füßen, bei Blutergüssen, als Massageöl und gegen Muskelkater. Weitere Anwendungsgebiete des Beifußöls sind Unterleibsschmerzen sowie Rheuma.

UND DAS BRAUCHST DU DAFÜR:

- 5 Triebspitzen Beifuß (Blätter und Knospen)
- 250 ml Pflanzenöl (z. B. Olivenöl, Sesamöl, Sonnenblumenöl oder Mandelöl)

SO GEHT'S:

Die Beifuß-Triebspitzen gemäß dem Grundrezept für den Ölauszug ansetzen (siehe Seite 18).
Für die Anwendung etwas Öl auf die Handflächen geben und die Füße damit sanft massieren. Natürlich kann das Öl auch zu einer Salbe weiterverarbeitet werden.

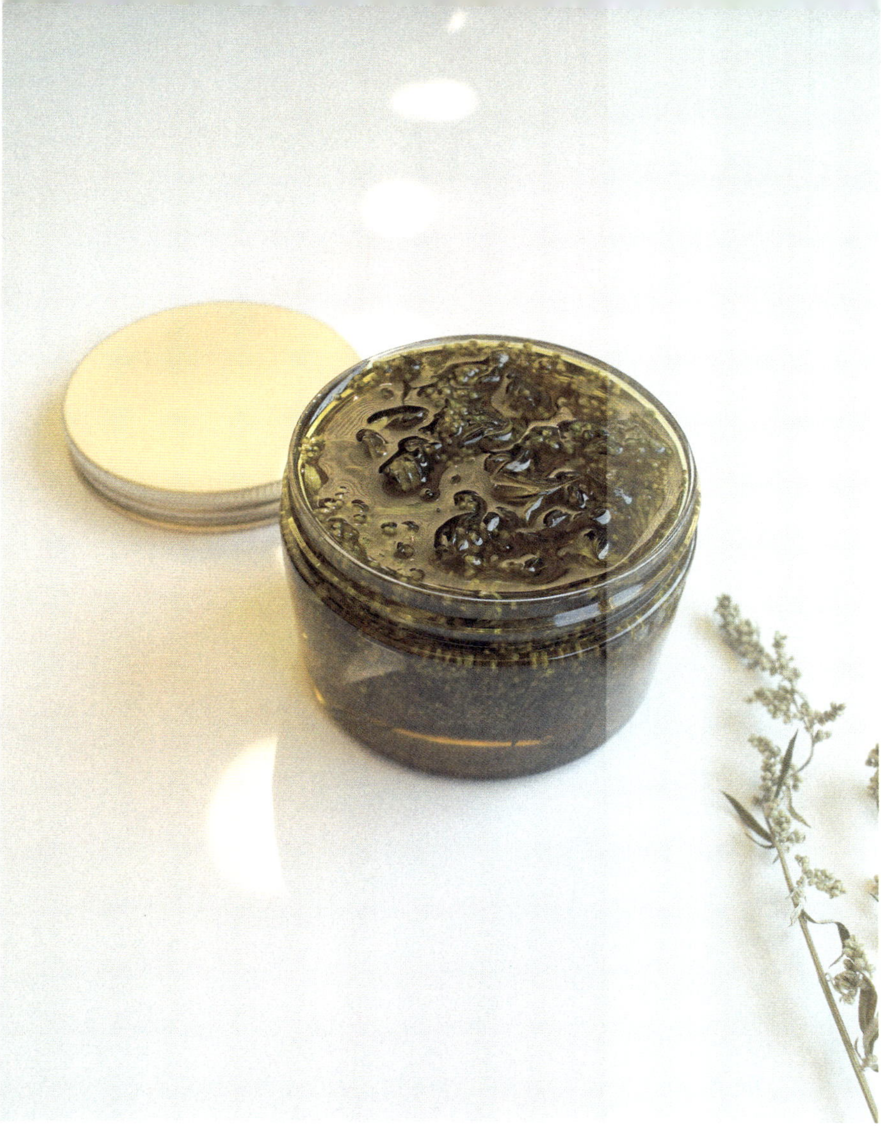

ACHTUNG!

Beifuß sollte aufgrund des hohen Thujon-Gehaltes nicht während der Schwangerschaft und Stillzeit verwendet werden.

Beinwohl-Gel

Muskelentspannung und Regeneration

Nach einer ausgiebigen Bergtour können unsere Füße und Beine schon einmal überbeansprucht und angeschwollen sein. Abhilfe kann hier ein selbstgemachtes Gel aus Wacholder und Rosmarin schaffen, denn es wirkt durchblutungsfördernd, kann Schmerzen und Schwellungen rasch lindern und ist zudem kühlend. Zusätzlich wirkt der Quendel (Wilder Thymian) Muskelschwäche und Krämpfen entgegen.

UND DAS BRAUCHST DU DAFÜR:

Für die Tinktur:
- 50 ml Alkohol (z. B. Korn)
- eine kleine Handvoll Quendel

Für den Ölauszug:
- 4–6 EL Pflanzenöl
- 5 Zweige Rosmarin
- ein paar Wacholderbeeren
- 100 ml Latschenkiefern-Hydrolat
- 10–15 Tropfen ätherisches Öl (z. B. Rosmarin Ct. Cineol, Wacholderöl, Pfefferminzöl)
- 1 TL Xanthan (Gelbildner)

SO GEHT'S:

Zuerst wird die Quendel-Tinktur angesetzt. Dafür einfach der Anleitung für die Herstellung von Tinkturen folgen (siehe Seite 17).
Parallel zur Tinktur kann auch bereits der Rosmarin-Ölauszug angesetzt werden: Dazu ebenfalls gemäß dem Grundrezept für Ölauszüge vorgehen (siehe Seite 18) und gemeinsam mit den angemörserten Wacholderbeeren ansetzen.

Für die Herstellung des Gels zuerst das Hydrolat, die Tinktur und den Ölauszug mischen, das Xanthan dazugeben und kurz quellen lassen, nochmal gut mit einem Stabmixer zu einer homogenen Masse mixen, ätherische Öle hinzufügen und in einen Tiegel oder einen Spender abfüllen. Vor dem Gebrauch jeweils gut schütteln. Das Gel gut gekühlt (im Kühlschrank) aufbewahren, so hält es mehrere Wochen.

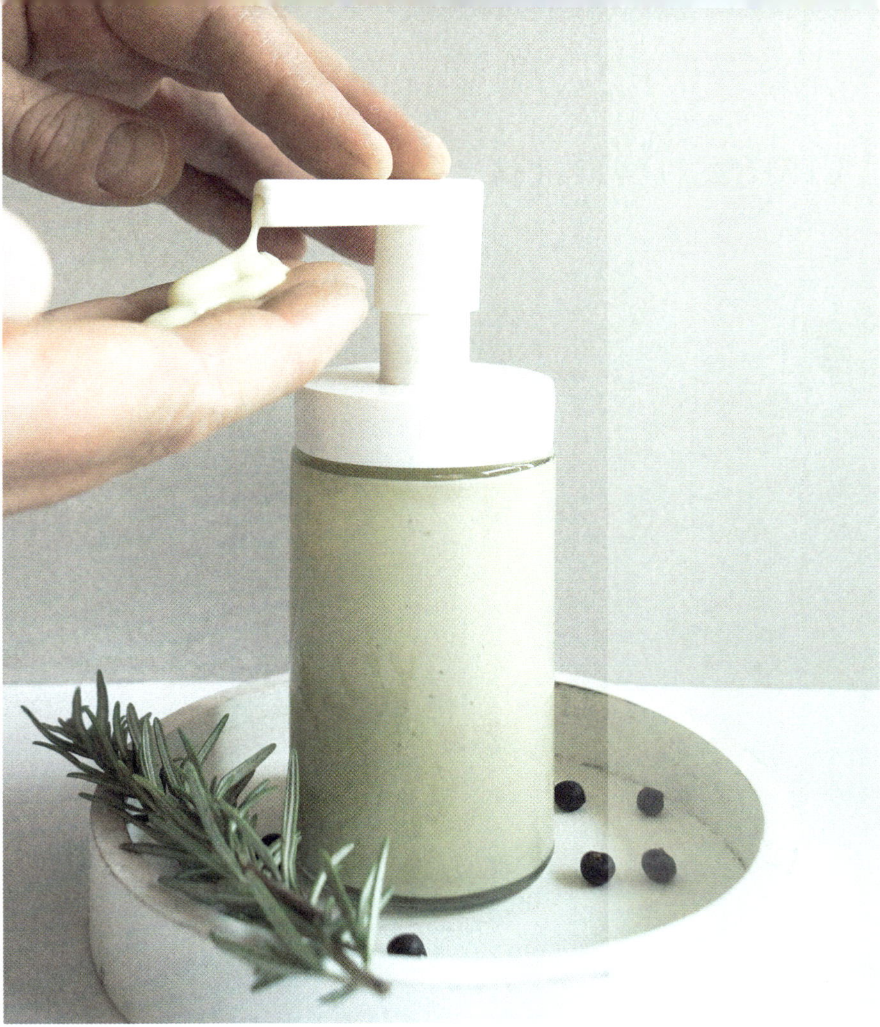

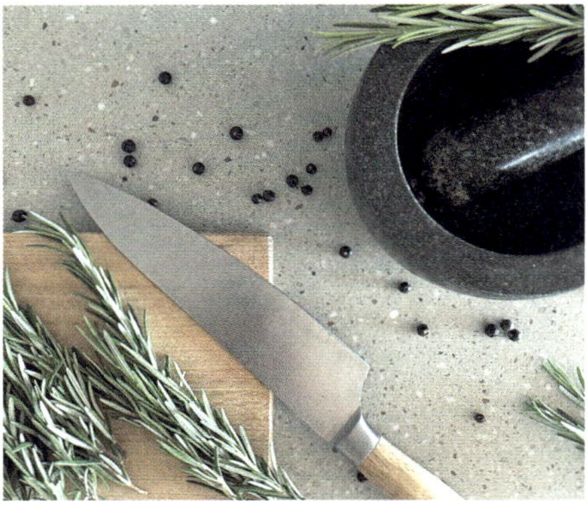

— Ringelblumensalbe

Wundheilung

Sie ist ein echter Klassiker und darf in keiner Hausapotheke fehlen. Vielleicht hat sie eure Oma schon gemacht – die Ringelblumensalbe. Und was zu Omas Zeiten schon gut war, ist es heute noch immer! Als Allheilmittel pflegt sie die Haut und schützt vor Umweltschäden, sie hat aber auch die Fähigkeit Wunden zu heilen und hilft bei trockenen Hautstellen, Ekzemen und Sportverletzungen.
Der Name „calendula" aus dem lateinischen Namen der **Ringelblume** *[Calendula officinalis]* gibt Aufschluss über die Verfügbarkeit der Pflanze, denn sie blüht unermüdlich über die ganze Vegetationsperiode von Mai bis November bzw. bis zum ersten Frost.

Aufgrund ihrer Inhaltsstoffe wirkt die Ringelblume wundheilend, antibakteriell, entzündungshemmend, zusammenziehend, blutreinigend, schmerz- und krampflindernd. Sie kann auch die Durchblutung und den Kreislauf anregen.
Der Tee der Ringelblume (1 TL getrocknete Blüten mit 250 ml heißem Wasser übergießen, 5 Minuten ziehen lassen und abseihen) entgiftet den Körper, löst Krämpfe, hemmt Entzündungen und ist gut für die Schleimhäute. Bei gereiztem Magen, bei Gallen- und Leberstörungen oder bei empfindlichem Darm können Tee und Tinktur ebenso helfen wie bei Hautunreinheiten oder Akne. Auch in Form von Umschlägen oder Spülungen und Puder kann die Ringelblume bei Entzündungen der Venen und bei schlecht heilenden Wunden bis hin zu Verbrennungen und Erfrierungen angewendet werden.

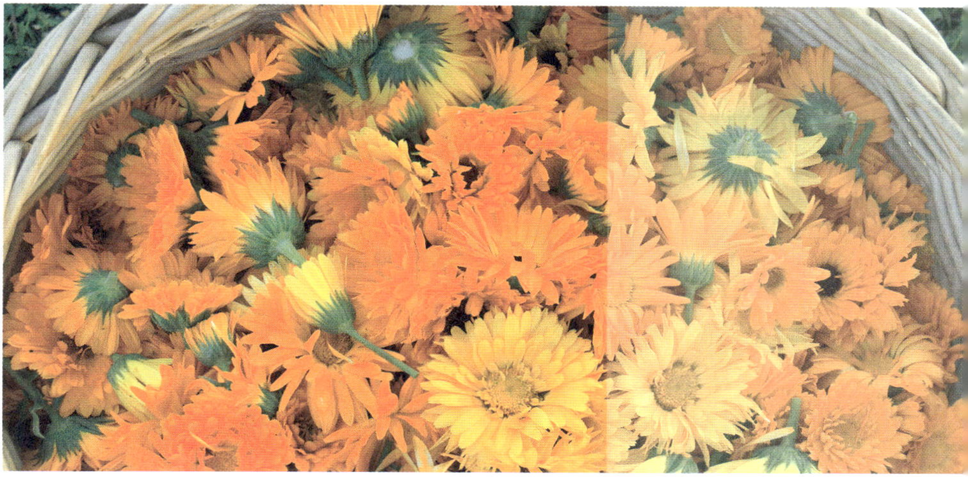

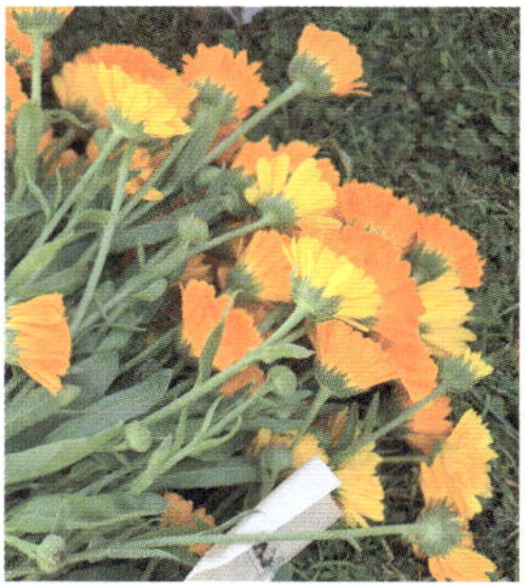

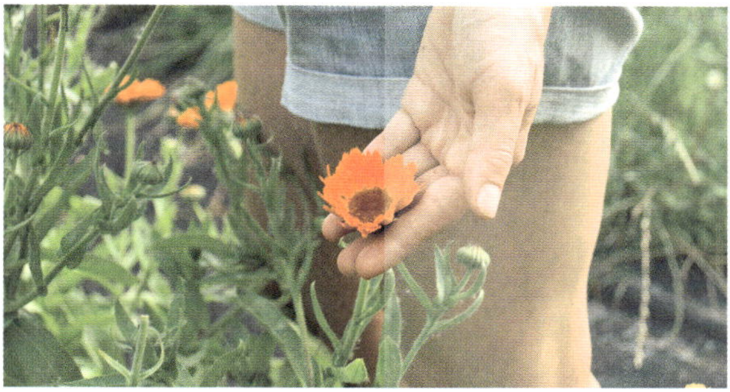

Die Ringelblume als Salbe ist auf jeden Fall eine super Allzweck-Wund- und Heilsalbe, die der Haut bei der Regeneration hilft, sie geschmeidig hält und verhindert, dass sich Keime vermehren können. Auch bei entzündeten Nagelbetten und Schwangerschaftsstreifen leistet sie gute Dienste.

UND DAS BRAUCHST DU DAFÜR:

- 275 g kaltgepresstes Sonnenblumenöl (es enthält viel Linolsäure und wenig Ölsäure – das ist eine super Kombination für empfindliche Haut, es enthält nebenbei noch Vitamin E)
- 25 g Bienenwachs (vom heimischen Imker)
- 2 Handvoll Ringelblumenblüten, optional könnt ihr auch ein paar Gänseblümchen (auch ein tolles Schmerz- und Wundheilmittel) und etwas Gundelrebe dazugeben (dessen ätherisches Öl wirkt sich positiv auf die Schleimhäute aus und regt stark zur Regeneration an)
- optional ein paar Tropfen ätherisches Öl

SO GEHT'S:

Die Basis für die Salbe ist die Herstellung eines eigenen Ringelblumenöls. Dafür einfach der grundsätzlichen Anleitung für den Ölauszug folgen (siehe Seite 18).

Für die Zubereitung der Salbe das Bienenwachs in einem separaten Topf schmelzen (Bienenwachs schmilzt bei ca. 65 °C). Das Ringelblumenöl in einem zweiten Topf leicht erwärmen (ca. 30 °C). Nun das Bienenwachs und das Öl mischen und gut verrühren. Wer möchte, kann noch ein paar Tropfen ätherisches Öl nach Wahl (z. B. Zitronenmelisse) dazugeben. Zum Schluss die Flüssigkeit in lichtgeschützte Salbentiegel füllen, die Salbe gut ausdampfen und abkühlen lassen und erst ein paar Stunden später verschließen.

Die Salbe hält bis zu einem Jahr. Die Salbe immer kühlhalten und geöffnete Tiegel innerhalb von ca. 3 Monaten aufbrauchen, daher lieber in mehrere kleine Tiegel abfüllen und nur mit sauberen Fingern oder einem Spachtel entnehmen.

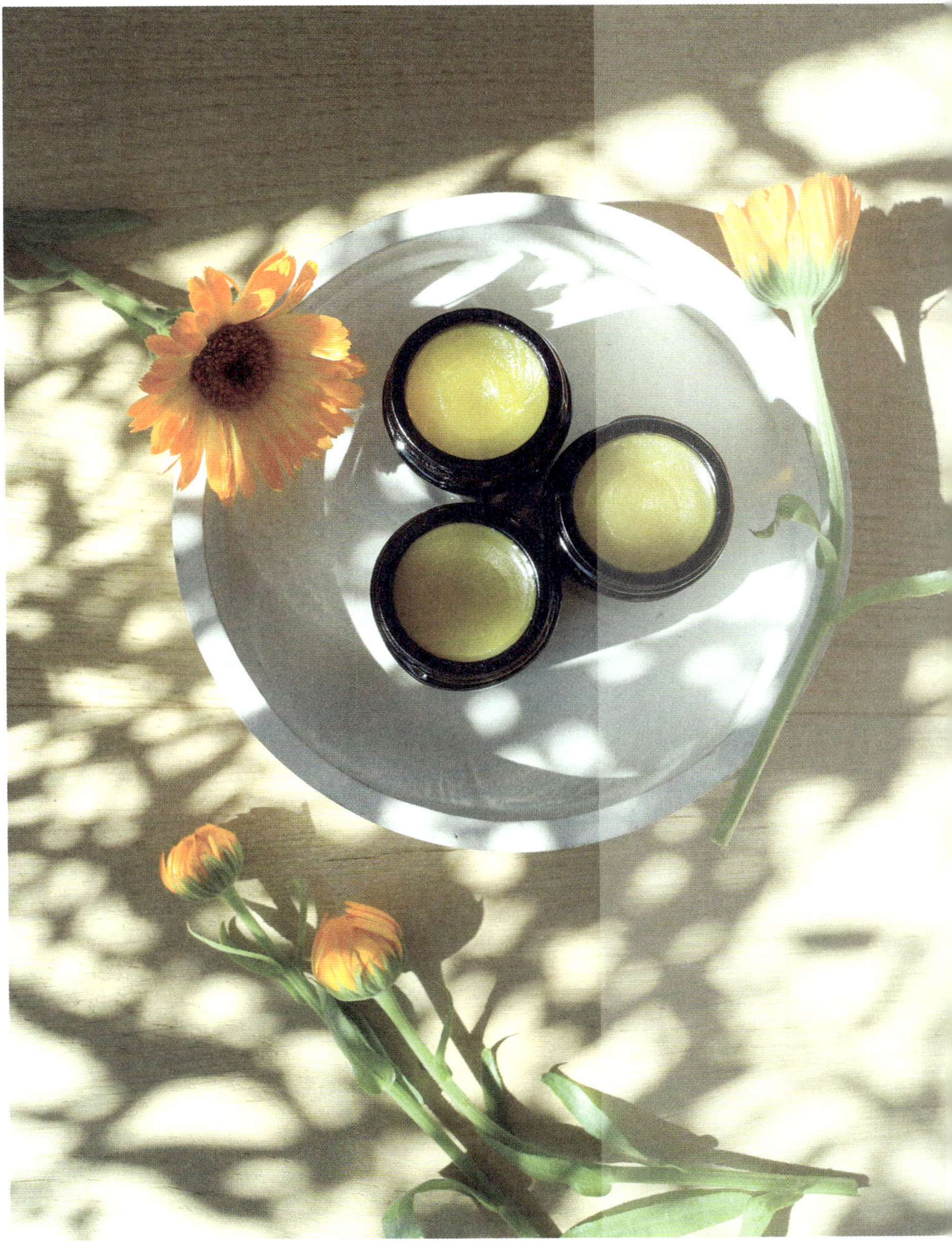

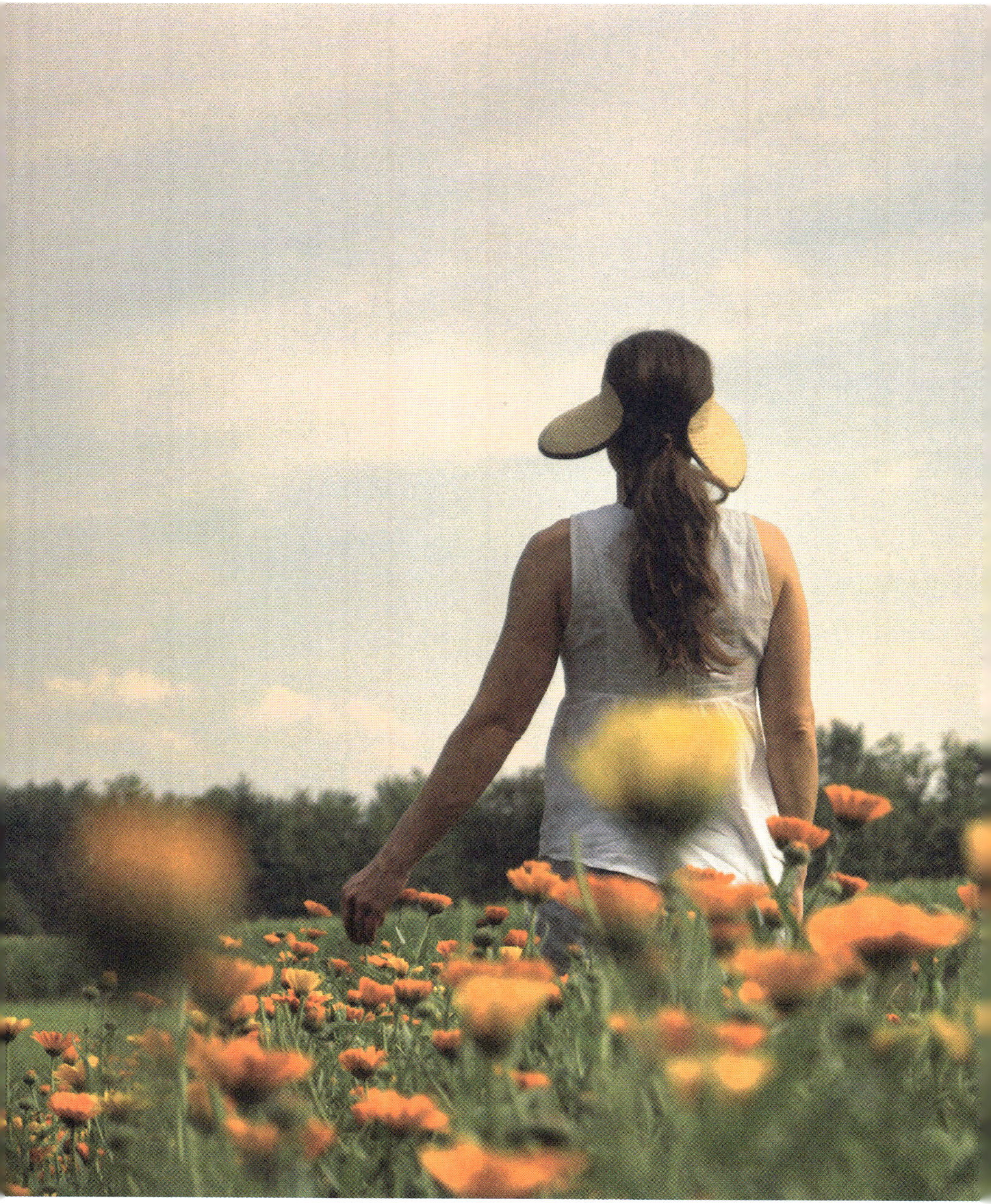

Pechsalbe

Wundheilung

Die Basis für diese wunderbare Heilsalbe bildet das Harz der Lärche oder der Fichte. Beim Biken und Wandern bin ich auch viel im Wald unterwegs, umso schöner finde ich es, dass ich mir mit der Salbe den Wald nach Hause holen kann! Man sagt ja, ein paar Stunden im Wald sind wie ein Kurzurlaub ...

Baumharz ist ein sehr faszinierender Stoff, deshalb hier gleich ein paar Fakten darüber:

- Harze sind Absonderungen, die sich nach der Verletzung von Bäumen als Wundsekrete bilden. Bäume schützen sich damit auch vor unterschiedlichen Insekten.
- Das Harz hat eine starke antimikrobielle Wirkung, so wird das Wachstum von Bakterien gehemmt.
- Fichtenharz ist ein Gemisch aus Harzsäure und ätherischen Ölen.
- Fichtenharz wird für die Behandlung von Schürfwunden, Arthritis, Eitergeschwüren, Brandwunden, Nervenschmerzen, Erkältungen, Tuberkulose, Husten, Durchfall und anderen Verdauungsstörungen, Kopfschmerzen, Halsentzündungen, Rheumatismus, Steinbildung und bei Geschwülsten verwendet.
- Es wird in getrockneter Form auch zum Räuchern verwendet.

Die aus dem Harz hergestellte Pechsalbe ist ein wunderbarer Allrounder, denn sie besitzt vielfältige arzneiliche Wirkungen und kann so ein großes Spektrum an Einsatzmöglichkeiten abdecken: Sie wirkt durchblutungsfördernd und wärmend, wundheilend und hautregenerierend, schmerzlindernd, krampflösend und entzündungshemmend, herausziehend (Zugwirkung), antibiotisch, desinfizierend und antiseptisch. Viele gute Gründe also, das Harz in seine Naturapotheke miteinzubeziehen.

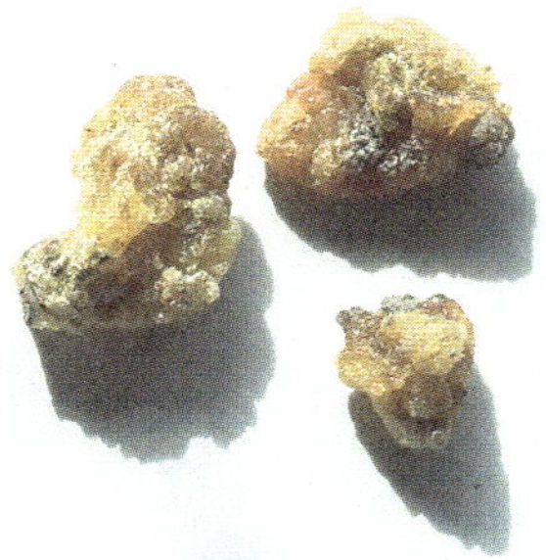

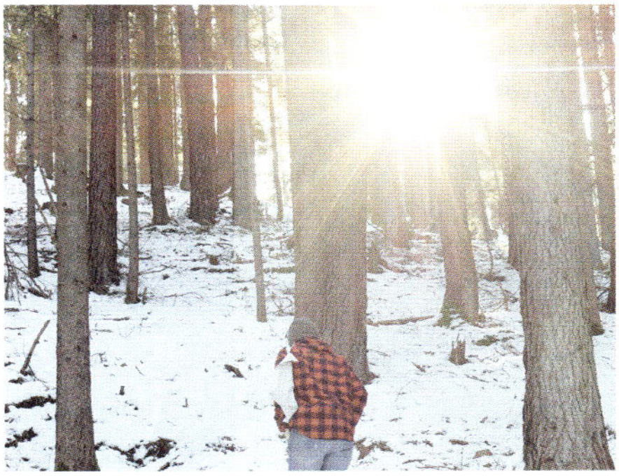

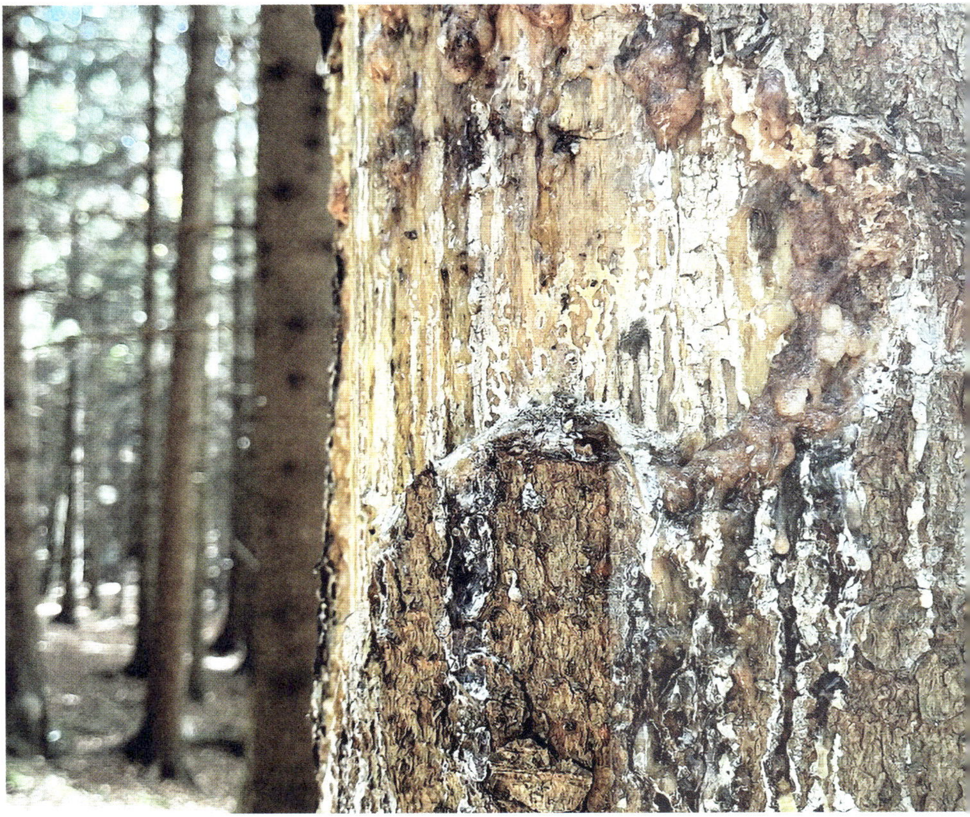

UND DAS BRAUCHST DU DAFÜR:

- 100 g Olivenöl (oder Ölauszug z. B. aus den Nadeln von Fichte, Tanne, Lärche, alternativ auch mit Gundelrebe oder Quendel)
- mindestens 30 g Harz – ich sammle es klarerweise nur an Stellen, an denen das Harz schon von selbst aus dem Baum austritt und gehe ganz behutsam vor, damit ich die Wunde des Baumes nicht öffne, sondern nur den Überschuss wegnehme!
- 15 g Bienenwachs (vom heimischen Imker)

SO GEHT'S:

Olivenöl mit dem Harz im Wasserbad erwärmen, bis sich das Harz aufgelöst hat. Danach ggf. durch ein kleines Sieb abseihen (mit diesem Schritt wird das Harz gereinigt). Im Anschluss das Wachs in der Öl-Harz-Mischung schmelzen (nur so heiß wie nötig). Danach in Glastiegel füllen, auskühlen lassen und verschließen. Dadurch, dass im Fichtenharz bereits ätherisches Öl enthalten ist, kann hier auf die extra Zugabe eines anderen ätherischen Öles verzichtet werden – es duftet ohnehin schon wunderbar!

Aufgrund der Inhaltsstoffe des Harzes hält sich die Salbe über 1 Jahr – wenn sie nicht ohnehin vorher aufgebraucht wird.

ACHTUNG!

Eventuell Verträglichkeit an der Arminnenseite ausprobieren (um z. B. Allergie auf Kolophonium auszuschließen). Harzrückstände bekommt man nur sehr schwer wieder aus dem Topf heraus, daher lieber einen alten Topf verwenden oder einen, in dem ihr die Salbe dann immer wieder macht.

TIPP

Ein Stück getrocknetes (!) Harz eignet sich auch super als Kaugummi für unterwegs. Schon die Förster und Waldarbeiter früher haben das Harz so für sich genutzt (und man munkelt, dass sie immer die weißesten Zähne hatten).

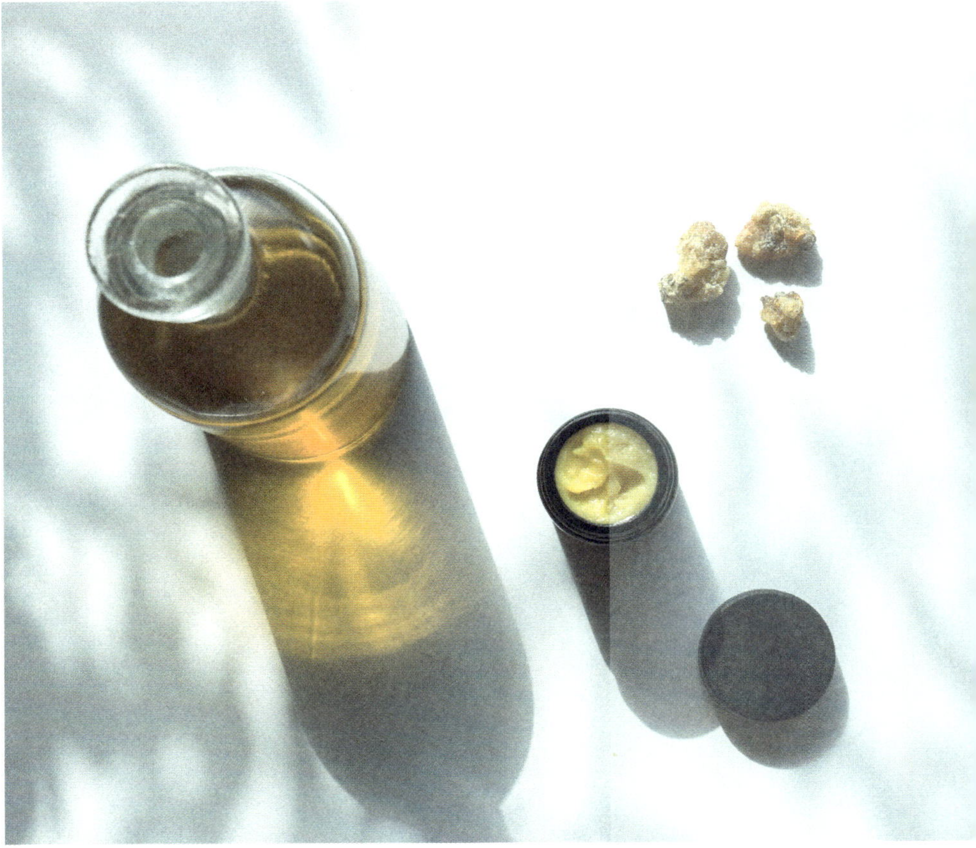

— Johanniskrautöl

Wundheilung, Narbenpflege, Verbrennungen, Schmerzlinderung

Habt ihr schon mal von Rotöl gehört? Es ist eines der einfachsten Heilmittel, die man selbst herstellen kann. Das **Johanniskraut** enthält den Farbstoff Hypericin, der sich auch im botanischen Namen der Pflanze manifestiert hat *[Hypericum perforatum]*. Es ist eines der ältesten Mittel zur Wundbehandlung und gilt als hervorragendes Nervenkraut. Es wirkt sogar Muskelkater entgegen.

Da es einige verschiedene Arten von Johanniskraut gibt, sollte man darauf achten, wirklich nur das Echte Johanniskraut zu verwenden, denn nur dieses besitzt die nachgewiesene heilende Wirkung. Anhand folgender Merkmale könnt ihr das Echte Johanniskraut oder Tüpfel-Johanniskraut erkennen:

- Es besitzt einen zweikantigen Stängel, der im Pflanzenreich selten vorkommt (Kräuter besitzen meistens runde oder vierkantige Stängel).
- Wenn man die Blüten zwischen den Fingern zerreibt, verfärben sie sich blutrot.
- Wenn man die Blätter gegen das Licht hält, werden kleine helle Punkte sichtbar, eben fast so als wären die Blätter durchlöchert. Genauer gesagt sind dies Sekretblätter, die eine helle Flüssigkeit aus ätherischem Öl und Harz enthalten.
- Der im oberen Teil verzweigte Stängel ist mit Mark gefüllt (andere Johanniskräuter haben einen hohlen Stängel).

Das Johanniskraut besitzt eine Fülle an Inhaltsstoffen. Neben ätherischem Öl, Flavonoiden (Rutin, Quercitrin, Hyperosid), Harzen, Gerbstoffen und Rhodan – die

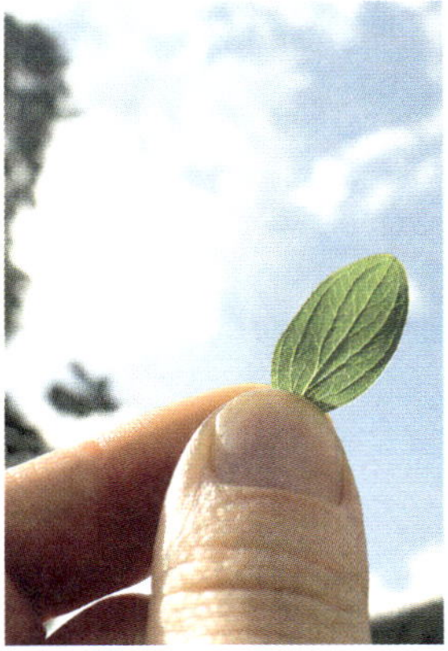

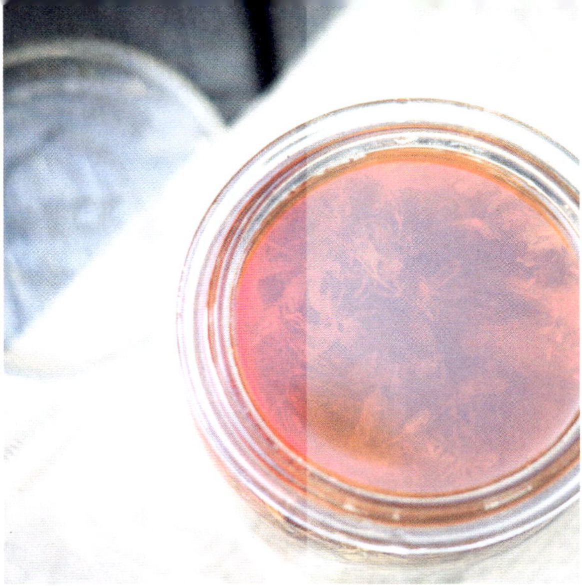

entzündungshemmend wirken – sind die wichtigsten Wirkstoffe allerdings:

- die rot färbenden Hypericine (Hypericumrot) – antiviral, beruhigend und stimmungsaufhellend
- das Hyperforin – antibakteriell

HEILT ÄUSSERLICHE WUNDEN

Johanniskraut hat bereits eine lange Tradition in der Volksheilkunde, hier hat man sich vor allem seine starken antibakteriellen und antiviralen Eigenschaften zunutze gemacht. So kann das Rotöl auch heute noch zur Behandlung und Nachbehandlung von Schnitt- und Schürfwunden verwendet werden sowie bei stumpfen Verletzungen wie Prellungen, Zerrungen, Verstauchungen, Verbrennungen ersten Grades, Sonnenbrand und Muskelschmerzen. Die enthaltenen Tannine (Gerbstoffe) sind es, die dabei helfen, Blutungen zu stillen und Wundflächen zu verschließen. Verbrennungen heilen bis zu dreimal schneller ab, wenn Johanniskraut darauf getupft wird. Wunden schließen sich, ohne allzu auffällige Narben zu bilden. Auch zur Pflege trockener Haut und bei Hautproblemen kann es zum Einsatz kommen: Bei entzündlicher Akne bringt es Heilung und verringert die Narbenbildung, bei Neurodermitis oder Schuppenflechte stabilisiert es die Haut, bekämpft und lindert Entzündungen und mindert vor allem den Juckreiz.

Aufgrund seiner schmerzlindernden Eigenschaften kann Johanniskraut auch bei Nacken- oder Rückenschmerzen, Zerrungen, entzündeten Nerven, Verletzungen nervenreicher Körperstellen (Finger, Zehen) oder Spannungskopfschmerzen angewendet werden. Beispielsweise bringen Massagen oder wärmende Umschläge mit Johanniskrautöl rasche Linderung. Daher kann das Öl auch ideal als Basis für ein selbstgemachtes Massageöl dienen.

BRINGT SONNE IN UNSEREN KÖRPER
Innerlich wird das Johanniskrautöl vor allem bei einem angegriffenen Nervenkostüm eingenommen, denn es wirkt stimmungsaufhellend, macht aufnahmefähiger für Licht und bringt dadurch mehr Sonne in unseren Körper.

Gut zu wissen: Das Hypericin erhöht die Empfindlichkeit auf Sonnenlicht, es macht die Haut sozusagen photosensibel. Johanniskraut sollte nicht in der Schwangerschaft verwendet werden, da es die Abstoßung des Embryos anregen kann. Es kann auch die Einnahme von Medikamenten bzw. sämtlicher Arzneistoffe beeinträchtigen, indem deren Wirkung heruntergesetzt wird.

Ich mache das Öl am liebsten aus einem Kaltauszug (Mazerat), das ist schonender und ich kann so den gesamten Prozess der Verfärbung gut beobachten.

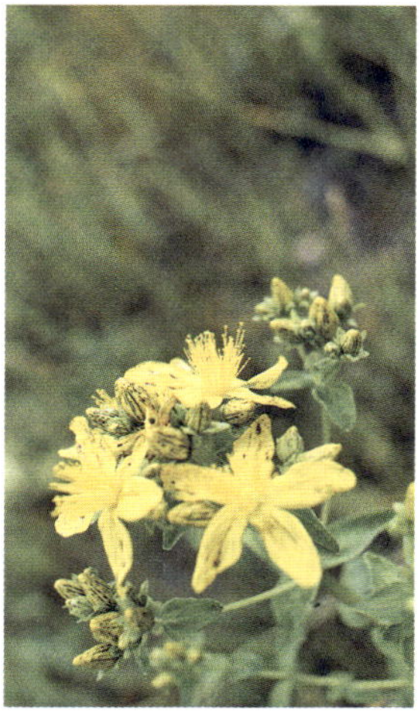

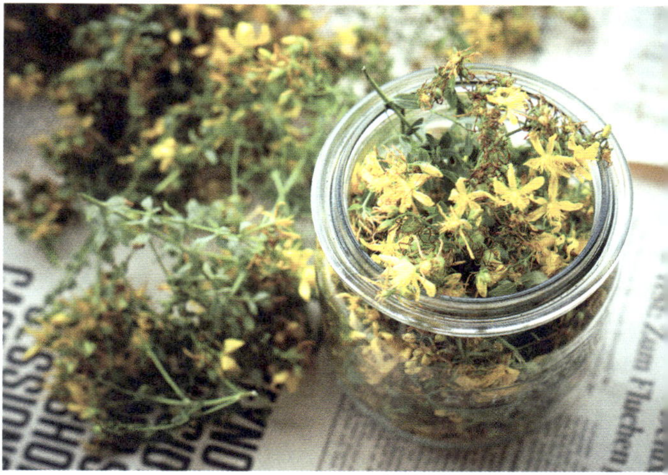

UND DAS BRAUCHST DU DAFÜR:

- eine gute Handvoll Johanniskrautblüten und -blätter
- 1 l Pflanzenöl (z. B. Olivenöl, Sonnenblumenöl)
- etwas Alkohol (ca. 38 %)

SO GEHT'S:

Für die Herstellung des Johanniskrautöls die frisch gesammelten, ungewaschenen Blüten, Knospen und einige Blätter leicht anquetschen und mit ganz wenig Alkohol anfeuchten, in ein weithalsiges Glas geben. Mit Öl (z. B. kaltgepresstes Olivenöl, Sonnenblumenöl etc.) übergießen, sodass alle Pflanzenteile vollständig bedeckt sind. Das Glas dann verschließen (z. B mit einem durchlässigen Tuch – keinen komplett dichten Deckel verwenden, damit die Feuchtigkeit noch entweichen kann!). 6–8 Wochen an einem dunklen Ort stehen lassen und immer wieder schütteln.

Je mehr Blüten verwendet werden, desto intensiver ist der Rotton. Damit das Öl seine heilende Wirkung möglichst lange behält, den Auszug abseihen und am besten in dunkle Flaschen abfüllen; unbedingt kühl lagern! Werden die Flaschen lichtgeschützt und kühl aufbewahrt, hält das Rotöl bis in die kommende Saison.

Sportspray bei blauen Flecken

Wundheilung

Wer wie ich gerne am Trail-Mountainbike unterwegs ist, der kann schon mal blaue Flecken an den Schienbeinen oder Oberschenkeln abbekommen. Doch dagegen gibt es Abhilfe! Die Immortelle – auch „Italienische Strohblume" genannt – ist DAS Paradekraut bei blauen Flecken. Sie ist im gesamten Mittelmeerraum beheimatet und duftet intensiv würzig-warm, weshalb sie auch „Currykraut" genannt wird. Mittlerweile hat sie auch bei uns in vielen Gärten Einzug gehalten.

Die Immortelle wird im Allgemeinen zur Hautpflege und -regeneration sowie bei Muskelverspannungen verwendet, denn sie wirkt schmerzlindernd und ist damit ein optimales Mittel bei Sportverletzungen. Durch Wasserdampfdestillation entsteht das kostbare ätherische Öl (öllösliche Bestandteile der Pflanze) sowie das Hydrolat (wasserlösliche Bestandteile).

UND DAS BRAUCHST DU DAFÜR:

- 50 ml Immortellen-Hydrolat
- 50 ml Mandelöl, alternativ kann auch ein Ölauszug nach Wahl verwendet werden
- Ätherische Öle:
  - 4 Tropfen Immortelle
  - 3 Tropfen Wacholderbeere
  - 3 Tropfen Pfefferminze oder Ackerminze

SO GEHT'S:

Alle Zutaten in eine Sprühflasche geben und vor jedem Gebrauch kräftig schütteln, damit sich die Zutaten gut verbinden. Auf die blauen Flecken oder beanspruchen Muskeln sprühen und gut einmassieren.

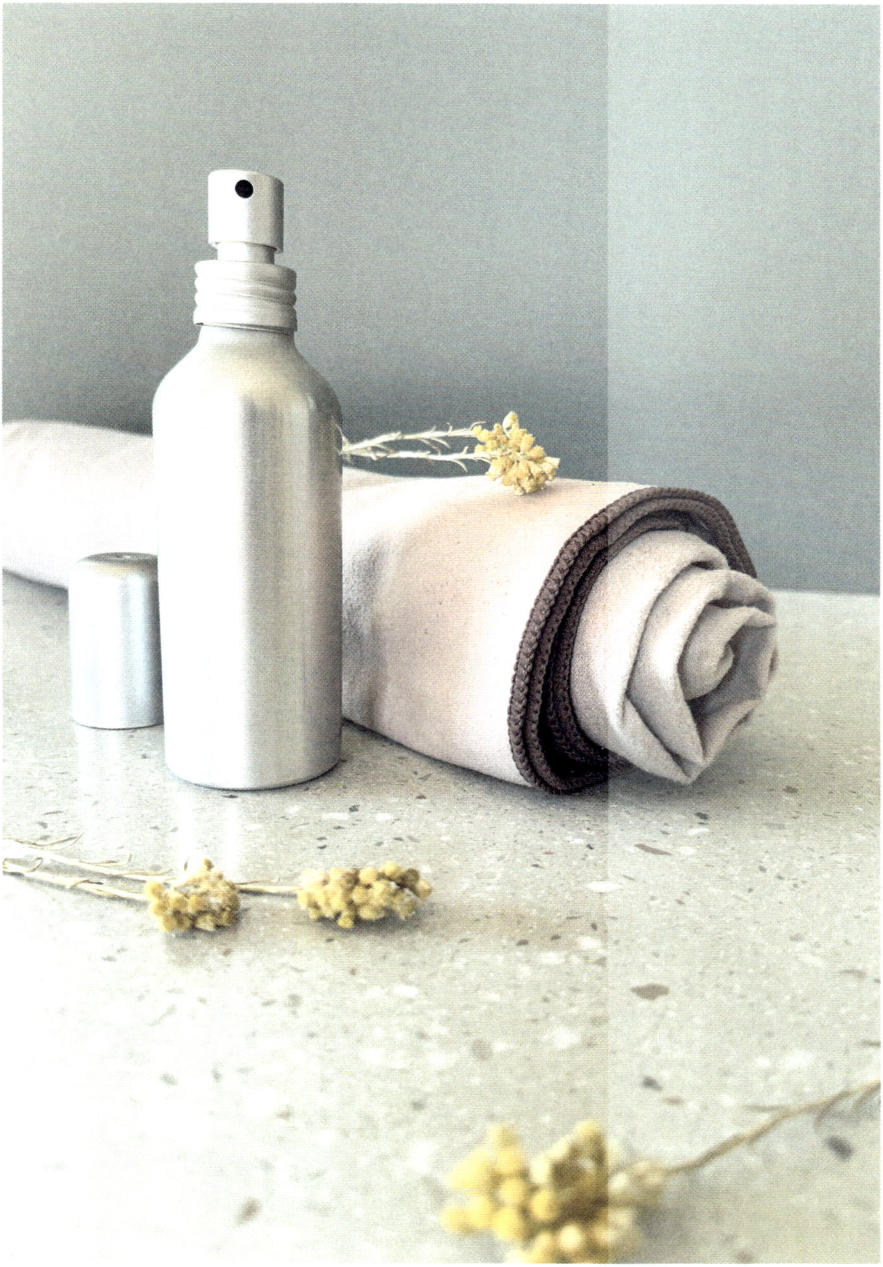

Rosskastanien-Tinktur

Schmerzende Venen & Krampfadern

Die **Rosskastanie** [*Aesculus hippocastanum*] kennt man als beliebtes Bastel-Objekt, doch sie kann noch viel mehr: Aufgrund des Gemisches der enthaltenen Saponine bzw. dem Aescin wird die Neigung zu Krampfadern reduziert. Es ist verantwortlich dafür, die Venenwände zu verdichten und elastisch zu halten, es zieht das Gewebe zusammen, wirkt entzündungshemmend und entwässernd. Die Inhaltsstoffe der Kastanie bewirken, dass sich Ödeme und venöse Stauungen zurückbilden und sogenannte „schwere" Beine zurückgedrängt werden.

Eine Tinktur aus den Früchten fördert die Durchblutung, macht die Haut widerstandsfähiger gegen Sonne, nimmt das Taubheitsgefühl aus den Gliedmaßen, lindert Gelenk- und Gliederschmerzen und wirkt revitalisierend. Übrigens ist die Rosskastanie auch eine Einschleuser-Pflanze für Magnesium. Wenn die Magnesiumresorption gestört ist, hat man mit der Rosskastanie eine biologische Formel gefunden, dem Organismus die Magnesiumresorption zu erleichtern.

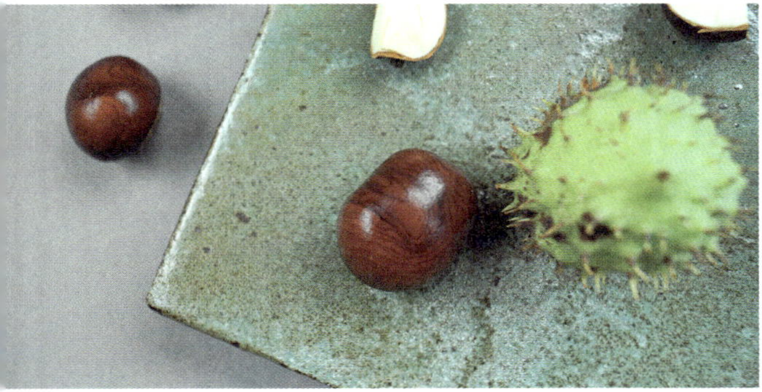

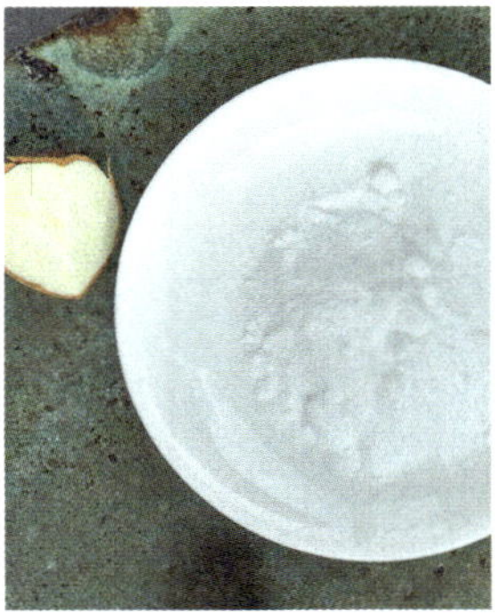

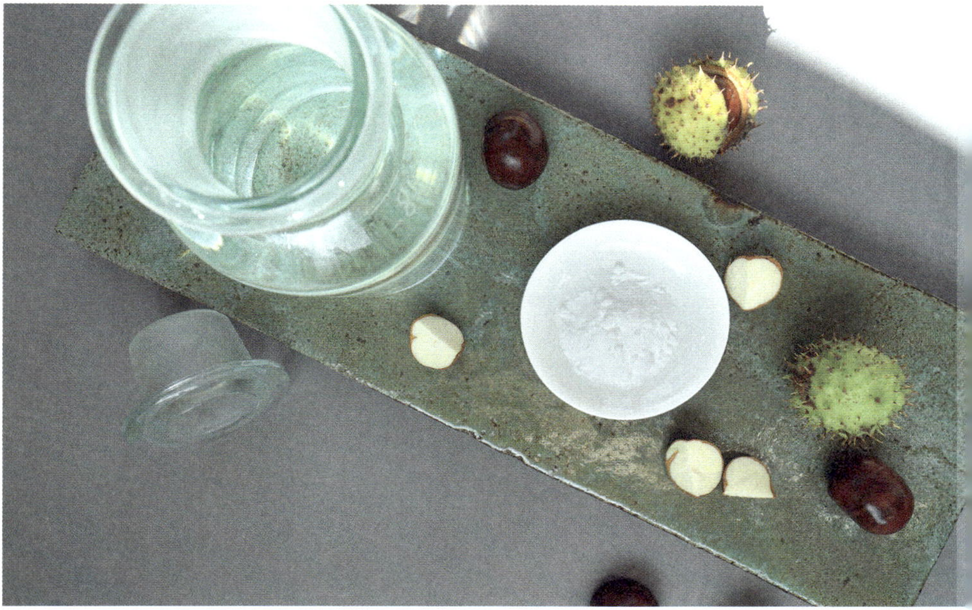

UND DAS BRAUCHST DU DAFÜR:

- 250 ml Quellwasser
- 50 g Natron
- eine Handvoll reifer Rosskastanien

SO GEHT'S:

Kastanien mit Schale vierteln, gemeinsam mit den übrigen Zutaten in ein Glas füllen und gut umrühren. Das Glas verschließen und für ca. 1 Woche stehen lassen, ab und zu schütteln. Danach das Extrakt durch ein Sieb filtrieren und in eine Sprayflasche füllen. Bei Zimmertemperatur hält die Tinktur ca. 3 Monate.
Als Venenspray oder bei Schwellungen auf die Beine sprühen und einwirken lassen.

TIPP

Aufgrund der enthaltenen Saponine kann die Rosskastanie auch zum Wäschewaschen verwendet werden – dafür die zerteilten Stücke einfach in Wasser ansetzen, für einige Stunden stehen lassen und abseihen.

— Beinwellsalbe

Verstauchungen und Verspannungen

Aktive Menschen tun gut daran, sich mit dem **Beinwell** *[Symphytum officinale]* bekanntzumachen, denn er kann bei Sportverletzungen wie Verstauchungen, Verspannungen, Verrenkungen, Sehnen- und Bänderrissen sowie bei Quetschungen unterstützend wirken. Aber auch bei Bandscheibenschäden, Sehnenscheidenentzündungen, rheumatischen und degenerativen Prozessen in Gelenken und Knochen kann dieser eingesetzt werden. Sogar Höckerbildung und Überbeine werden mit Zubereitungen aus Beinwell behandelt.

Für die Wirkung verantwortlich sind das enthaltene Allantoin (bis zu 0,8 Prozent – mehr als jede andere Pflanze), Rosmarinsäure und Schleimstoffe – denn sie nehmen die Entzündung aus Sehnen, Knorpeln und Gelenken, und sogar aus den Venen. Das Allantoin fördert die Wundheilung und die Regeneration der Zellen und macht die Hornhaut geschmeidig. Die Beinwellwurzel am besten in den Monaten von Jänner bis März ausgraben, denn dann ist der Gehalt an Allantoin am höchsten.

Der Beinwell enthält zudem allerdings auch Pyrrolizidinalkaloide, die in der Leber zu schädlichen Verbindungen werden können. Daher wird von einem innerlichen Gebrauch offiziell abgeraten. Da diese von intakter Haut aber nicht aufgenommen werden, ist die äußerliche Verwendung über einen gewissen Zeitraum unbedenklich (ca. 4–6 Wochen). Bei offenen Wunden sollte er allerdings nicht verwendet werden.

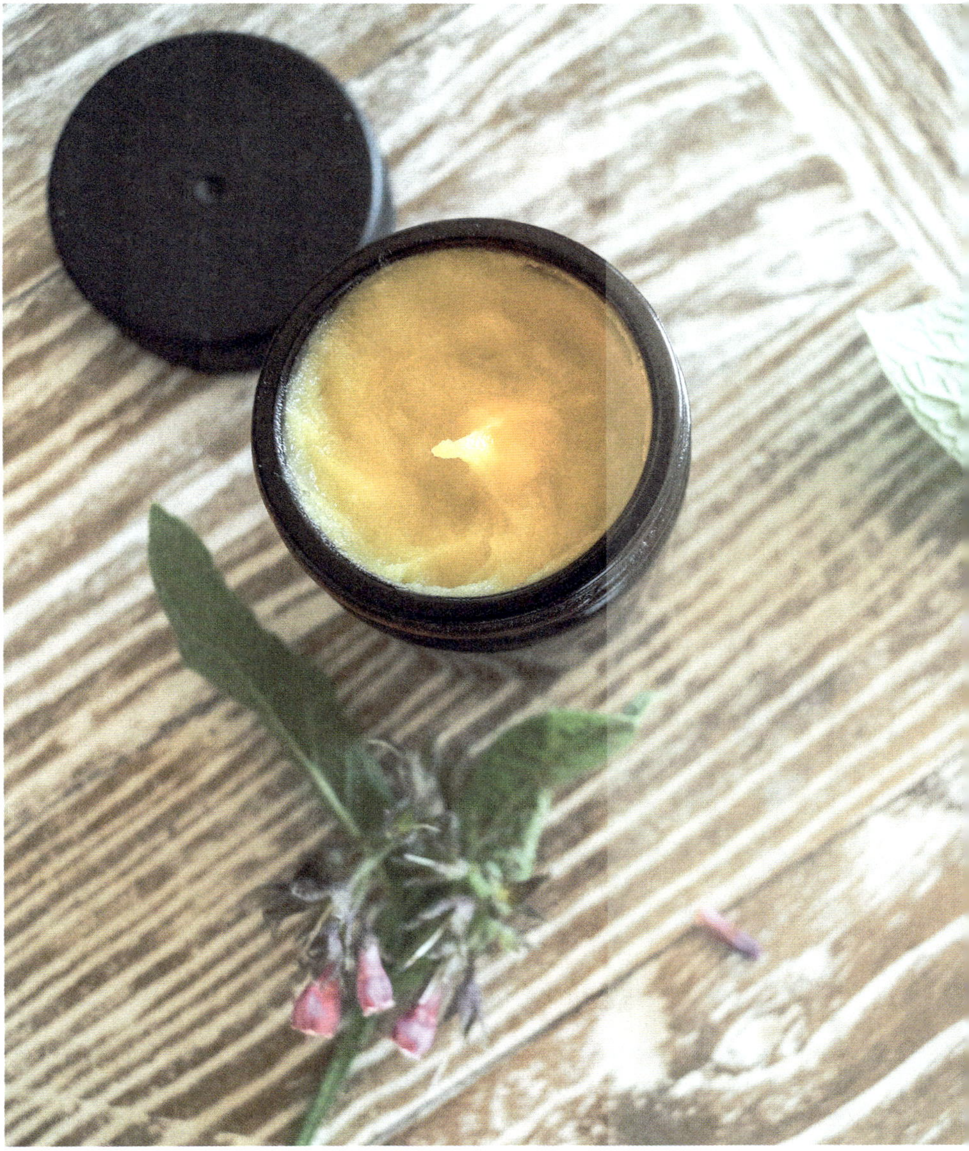

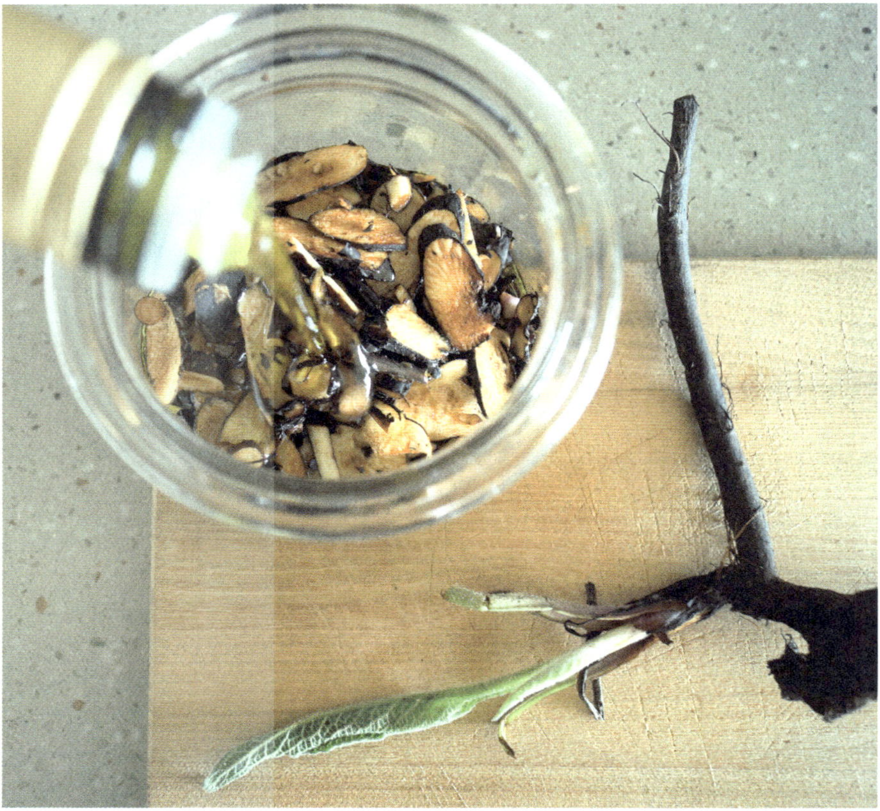

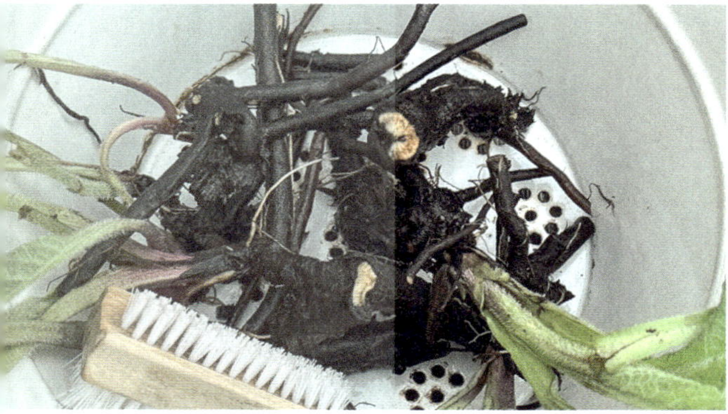

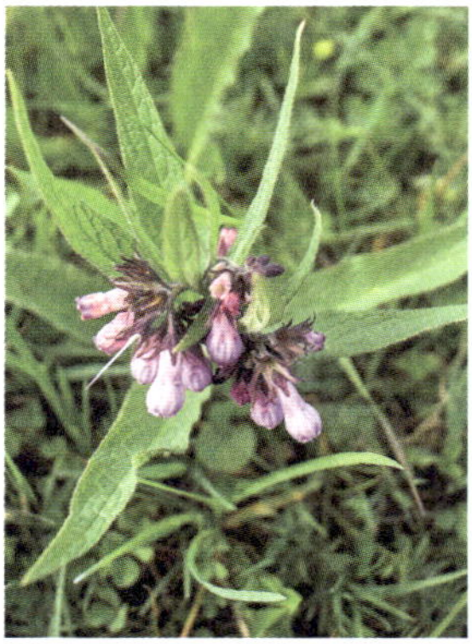

UND DAS BRAUCHST DU DAFÜR:

- ca. 20 g Beinwellwurzeln (falls getrocknete Wurzeln verwendet werden, reichen auch weniger aus)
- 100 ml Olivenöl
- 20 g Bienenwachs (vom heimischen Imker)
- optional ein paar Tropfen ätherisches Öl (z. B. Pfefferminze, Wacholder oder Latschenkiefer)

SO GEHT'S:

Für die Beinwellsalbe wird zuerst ein Ölauszug aus der Wurzel hergestellt, hierzu einfach der grundsätzlichen Anleitung auf Seite 18 folgen.

Für die Herstellung der Salbe nun das Bienenwachs schmelzen, den gefilterten Ölauszug vorsichtig erwärmen (max. 40 °C) und zum geschmolzenen Bienenwachs geben, optional werden nun auch die ätherischen Öle eingetropft. Danach in lichtgeschützte Tiegel abfüllen und vor dem Verschließen noch ein paar Stunden ausdampfen lassen. Die Salbe hält in etwa 1 Jahr.

Auch eine Tinktur bzw. eine Brei-Auflage des Beinwells kann gute Dienste bei Verstauchungen leisten. Dazu einfach Beinwellwurzeln ausgraben, säubern und in ca. 40%igem Alkohol ansetzen, ca. 4–6 Wochen stehen lassen und immer wieder schütteln. Im Anschluss die Wurzeln abseihen und die Tinktur 1:5 verdünnt als Umschlag verwenden oder das Wurzel-Alkohol-Gemisch zu einem Brei pürieren und mittels Wundauflage bei Verstauchungen verwenden. Natürlich können auch einige Tropfen der Tinktur in die Salbe eingerührt werden.

Franzbranntwein

Verstauchungen und Verspannungen

Er ist ein absoluter Klassiker bei Muskel- und Gelenkschmerzen. Die enthaltenen Baumnadeln liefern wertvolle ätherische Öle und wirken schmerzlindernd, die Wacholderbeeren sind zusätzlich durchblutungsfördernd und die Pfefferkörner entfalten eine wärmende und entspannende Wirkung. Die Schafgarbe besitzt ebenfalls durchblutungsfördernde Eigenschaften und entspannt die Gefäße, weshalb es sinnvoll ist, hier ein paar Blüten hinzuzufügen. Das beigegebene Harz verstärkt die entzündungshemmende Wirkung des Franzbranntweins und die Pfefferminzblätter sorgen für eine leicht kühlende Wirkung.

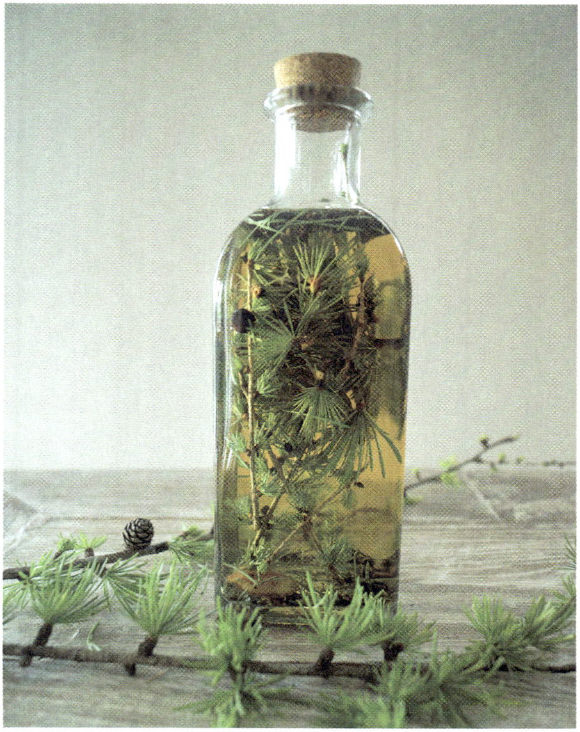

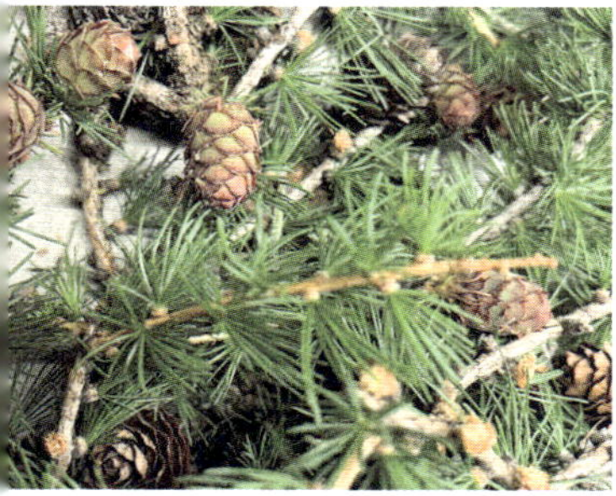

UND DAS BRAUCHST DU DAFÜR:

- 350 ml Alkohol (im Idealfall mit ca. 70 %) oder Arnika-Tinktur
- Ca. 3 EL Nadeln aus dem Wald (z. B. Föhre, Lärche, Kiefer), eventuell auch Zapfen
- 1 Handvoll Pfefferminzblätter
- eine kleine Handvoll Schafgarbenblüten
- 1 EL Wacholderbeeren
- optional ein paar Pfefferkörner
- ca. 1 TL Lärchen- oder Fichtenharz
- 150 ml Quellwasser
- Ätherische Öle (optional, verstärken die Wirkung)
  - 20 Tropfen Latschenkiefer
  - 20 Tropfen Rosmarin

SO GEHT'S:

Die Nadeln von den Zweigen zupfen, gemeinsam mit den Schafgarbenblüten kleinschneiden und in ein verschließbares Glas schichten. Die Wacholderbeeren und Pfefferkörner im Mörser gut anstoßen und ebenso hinzufügen. Mit dem Alkohol übergießen, das Harz dazugeben und für etwa 2–3 Wochen ziehen lassen, damit die ätherischen Öle und die Wirkstoffe in den Alkohol übergehen. Anschließend abseihen und mit dem Wasser und den ätherischen Ölen vermischen. In Flaschen abfüllen.

Bei Verspannungen entweder direkt mit dem Franzbranntwein einreiben oder ein Tuch damit tränken und es um die schmerzenden Stellen wickeln.

TIPP

Wer möchte, kann den Franzbranntwein auch in eine Sprayflasche füllen, so lässt er sich leichter auftragen.

— Bergfex-Schnaps

Genuss & Entspannung

Nach der Bergtour oder der Betätigung an der frischen Luft finde ich es besonders schön, die gesammelten Schätze in Form eines Schnapses zu verarbeiten und so die tollen Erinnerungen an das Naturerlebnis festzuhalten. So können die Kräuter das ganze Jahr über genossen werden und man tut sich gleichzeitig auch was Gutes damit.

Deshalb macht es Sinn, wenn ihr auf euren Outdoor-Touren nach folgenden Kräutern Ausschau haltet: Dost, Schafgarbe, Minze, Quendel, Nelkenwurz und Blutwurz. Sie wirken unter anderem entzündungshemmend, krampflösend, verdauungsfördernd und nervenstärkend. Natürlich könnt ihr hier auch etwas variieren – je nachdem, welche Kräuter ihr gerade findet. Hier jedenfalls mein Favorit.

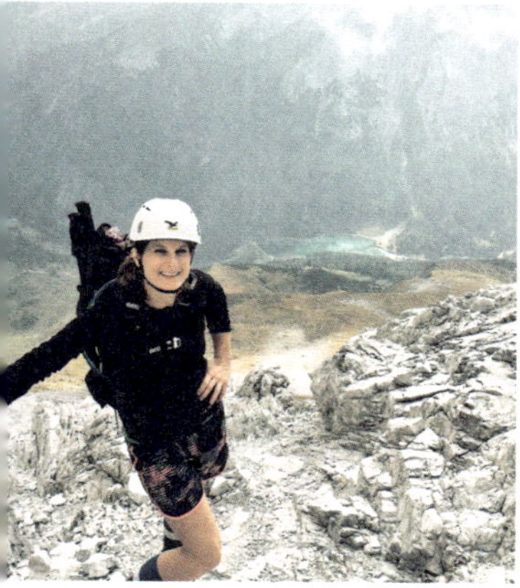

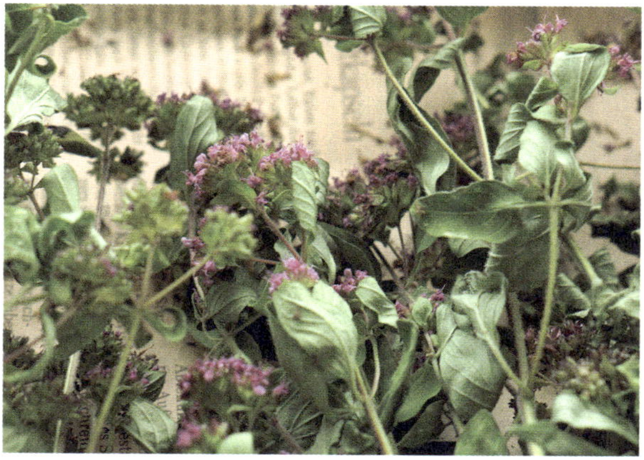

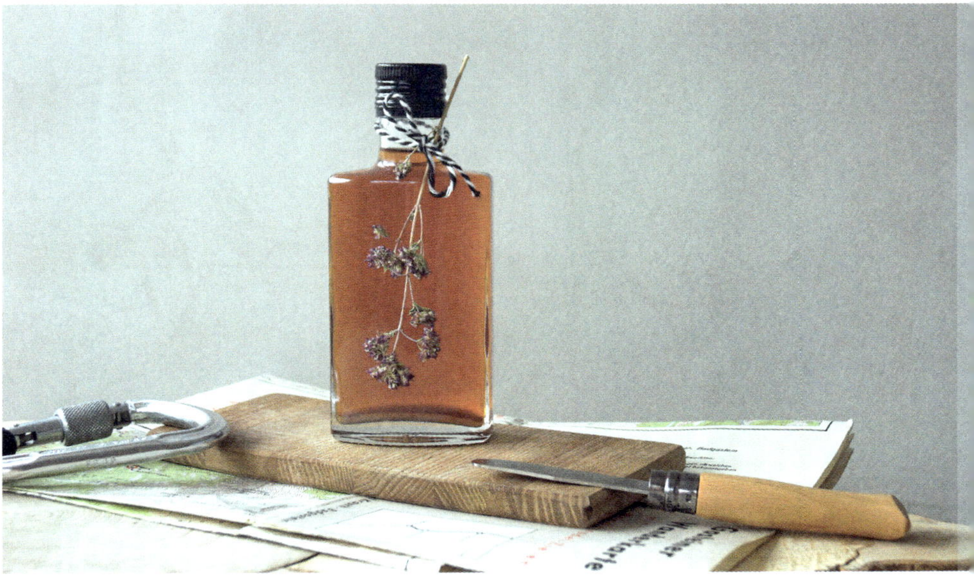

UND DAS BRAUCHST DU DAFÜR:

- 3 EL Dostblätter und -blüten
- 2 EL Minzblätter
- 1 EL Quendel
- 1 EL Schafgarbenblätter und -blüten
- 3 TL Nelkenwurz
- 2 TL Blutwurz
- 250 ml Alkohol (Obstler)

SO GEHT'S:

Die Kräuter und Wurzeln klein schneiden, in ein verschließbares Glas geben und mit dem Alkohol auffüllen. Die Mischung für mindestens 2 Wochen bei Zimmertemperatur ausziehen lassen und gelegentlich schütteln. Danach abseihen und in eine Flasche abfüllen, kühl lagern.

Nach dem Essen oder bei der nächsten Tour 1 Stamperl (ca. 2 EL) genießen und das Naturerlebnis noch einmal Revue passieren lassen.

DISCLAIMER

In diesem Buch werden die Behandlungen häufiger Alltagsbeschwerden und die Vorbeugung von Erkrankungen mit weitestgehend wilden Pflanzen dargestellt. Jede/r Leser/in ist aufgefordert, in eigener Verantwortung zu entscheiden, ob und inwieweit er Pflanzen zur Selbstbehandlung seiner Beschwerden oder als vorbeugende Maßnahme einsetzen möchte. Bei Beschwerden und Unklarheiten ist eine ärztliche Abklärung unumgänglich, besonders Erkrankungen mit ernstem Hintergrund gehören immer in ärztliche Behandlung. Pflanzen können vom Arzt verordnete Medikamente und Therapien zwar unterstützen, sie aber nicht ersetzen. Im Zweifelsfall bitte frühzeitig einen Arzt hinzuziehen und die gewählte Behandlungsmethode bitte immer mit dem Arzt absprechen.

Die Rezepte, Anwendungsvorschläge, Inhalte und Angaben wurden nach dem aktuellen Wissensstand der Autorin sorgfältig recherchiert und verfasst, erfolgen aber ohne Gewähr. Sie gelten als reine Informationssammlung und stellen keinen Anspruch auf Vollständigkeit und/oder Richtigkeit im schulmedizinischen/wissenschaftlichen Verständnis. Jeder Mensch kann unterschiedlich auf Rezepte reagieren und auch natürliche Zutaten können Allergien und Unverträglichkeiten und andere Nebenwirkungen bzw. unerwünschte Reaktionen auslösen. Wildpflanzen weisen keinen einheitlichen Wirkstoffgehalt auf, weshalb auch die Wirkungsintensität der Zubereitungen stark variieren kann.

Die dargestellten Anleitungen und Rezepte entstammen den persönlichen Erfahrungen der Autorin und basieren in weiten Zügen auf traditionellem Volksheilwissen, das lange Tradition hat und durch Überlieferung festgehalten wurde. Alle Rezepte wurden individuell konzipiert und erprobt – natürlich kann dabei nicht ausgeschlossen werden, dass es in einzelnen Details zu Überschneidungen mit bereits bestehenden Rezepten kommt.
Gesammelte Kräuter und Wildpflanzen sind nur zum Eigengebrauch gedacht. Um gefährliche Verwechslungen mit giftigen Pflanzen zu vermeiden, darf nur gesammelt werden, was man kennt und sicher bestimmen kann. Die Autorin haftet nicht für eventuelle Nachteile oder Schäden, die aus den gegeben Anregungen und dem praktischen Gebrauch der enthaltenen Angaben entstehen.

HINWEIS ZUR VERWENDUNG ÄTHERISCHER ÖLE

Bitte auch um besondere Vorsicht im Umgang mit ätherischen Ölen! Es sollten nur ätherische Öle in Bio-Qualität mit dem Vermerk „100 Prozent naturrein" verwendet werden. Wer auf ätherische Öle allergisch reagiert oder empfindliche Atemwege hat, sollte vorsichtig damit umgehen und unbedingt vorher austesten, ob sie vertragen werden (z. B. in der Armbeuge). Natürlich wird das ätherische Öl (in den allermeisten Fällen) aber nicht direkt auf die Haut aufgetragen, sondern muss auch für den Test mit einem fetten Basis-Öl verdünnt werden! Für Babys und Kleinkinder ist die Verwendung von ätherischen Ölen zu stark! Bis auf ganz wenige Ausnahmen sollten hier keine ätherischen Öle zum Einsatz kommen! Bei Problemen mit dem Blutdruck ist besonders ätherisches Rosmarinöl nicht empfehlenswert! Grundsätzlich sollten auch Schwangere, Epileptiker, Asthmatiker, ältere Menschen, Schwerkranke, Menschen mit Blutdruckproblemen, Allergien oder Hauterkrankungen und empfindlicher Haut sehr vorsichtig bei der Verwendung von ätherischen Ölen vorgehen!

QUELLEN

Hirsch, S.; , Grünberger, F.: **Die Kräuter in meinem Garten.** Freya 2012

Fleischhauer, S.; Guthmann, J.; Spiegelberger, R.: **Essbare Wildpflanzen.** AT Verlag 2016

Spohn, M.; Golte-Bechtle, M.; Spohn, R.: **Was blüht denn da?** Kosmos 2015

Nedoma, G.: **Traditionelle Hautmedizin.** Servus 2020

Mir, A.: **Handout – Sommerkräuter – Grünes für Innen und Außen.** Annemarie Mir 2016

Souci, Fachmann, Kraut: **Die Zusammensetzung der Lebensmittel.** 1986/87

Franke, W.; Kensbock, A.: **Vitamin-C-Gehalte von heimischen Wildgemüse- und Wildsalatarten.** Ernährungs Umschau 28, 187-191, 1981

Schneider, V.: **Vitamin-C-Gehalte von heimischen Wildgemüse- und Wildsalatarten laut** Ernährungs-Umschau 31, 54 - 57, 1984

Buchart, K.; Wiegele, M.: **Die Natur-Apotheke.** Servus 2021

Pahlow, M.: **Das große Buch der Heilpflanzen.** Bechtermünz Verlag 2000

Burgerstein, U.: **Handbuch Nährstoffe.** Trias 2018

Bohlmann, F.: **Essen als Medizin.** Gräfe und Unzer 1999

Bühring, U.: **Lehrbuch Heilpflanzenkunde.** Haug 2021

Fleischhauer, S.: **Wildpflanzen-Salate.** AT Verlag 2016

https://www.**bevegt.de**/wildkraeuter/, 2022

https://www.**kraeuter-buch.de**/magazin/mineralstoffe-und-vitamine-von-kraeutern-eine-analyse-123.html, 2022

https://www.**sportaktiv.com**/die-wichtigsten-mikronaehrstoffe-fuer-sportler-im-ueberblick#slide--3589-1, 2022

https://www.**assmann-stiftung.de**/wp-content/uploads/2013/09/Vitamine-Mineralstoffe-Spurenelemente.pdf, 2022

https://www.**bzfe.de**/ernaehrung/ernaehrungswissen/essen-und-wissen/sekundaere-pflanzenstoffe/, 2022

https://www.**wissenschaft.de**/umwelt-natur/kraeuter-enthalten-ungewoehnlich-viele-antioxidantien/, 2022

https://www.**dr-susanne-weyrauch.de**/gesundheit/naehrstoffe/antioxidative-naehrstoffe, 2022

https://www.**zentrum-der-gesundheit.de**/ernaehrung/nahrungsergaenzung/antioxidantien-uebersicht/antioxidantien, 2022

https://www.**dge.de**/wissenschaft/weitere-publikationen/fachinformationen/sekundaere-pflanzenstoffe-und-ihre-wirkung/, 2022

https://www.**gruenes-archiv.de**/johanniskraut-wirkung-inhaltsstoffe-und-kultur/, 2022

https://www.**pharmazeutische-zeitung.de**/2014-10/echtes-johanniskraut-hochinteressant-aber-schwierig, 2022

http://www.**krautundquer.at**/teh-projektarbeit-2009/, 2022

https://www.**kostbarenatur.net**/rezepte/magnesium-mangel-beheben-mit-wildkraeutern-in-gruenen-smoothies/, 2022

https://www.**sportlerplus.de**/articles/418, 2022 | https://www.sportlerplus.de/articles/51, 2022

https://www.**lifeline.de**/ernaehrung-fitness/gesund-essen/elektrolyte-id159943.html, 2022

DANKE

Vielen Dank an den Benevento-Verlag für das Vertrauen und die Möglichkeit, dieses Buch in die Realität umzusetzen, speziell an Anna Friedl, die meinem Zugang – der Verbindung der Naturliebe und Kräuterbegeisterung mit einem aktiven Lebensstil – Raum gebot und somit maßgeblich an der Entstehung dieses Buches beteiligt war. Gleichermaßen möchte ich auch Theresa Neureiter für die großartige Unterstützung in der Umsetzung des Buches und die engagierte Betreuung danken.

Besonderer Dank gilt auch Fargo Circle Studio für die Unterstützung dieses Vorhabens in Hinblick auf die grandiose grafische Umsetzung dieses Buches gemäß meinen Vorstellungen. Sie haben dieses Buch mit so viel Liebe zum Detail und der Einbringung ihrer Ideen nicht nur zum Leben erweckt, sondern absolut bereichert.

Und danke natürlich an meinen Mann, der stets ein treuer Begleiter auf unseren Outdoor-Abenteuern und mein größter Unterstützer auf meiner Kräuter-Reise ist.

IMPRESSUM

Design-Konzept inkl. Cover-, Innenteilgestaltung und Satz:

Fargo Circle Studio, Salzburg

Illustration Cover und Innenteil:

Fargo Circle Studio, Salzburg, gesetzt aus der Raleway und Cormorant Garamond

Fotos Cover und Innenteil:

Sophie Winkler; außer Seite 53: Markus Spiske (Unsplash); Seite 136: Edwin Splisser (Unsplash); Seite 41, 112 und 119: Adobe Stock

Fachlektorat:

Nina Kienreich

Lektorat Rezepte:

Elisabeth Skardarasy

Medieninhaber, Verleger & Herausgeber:

Red Bull Media House GmbH

Oberst-Lepperdinger-Straße 11–15

5071 Wals bei Salzburg, Österreich

Printed by DZS Grafik, Slovenia

ISBN 978-3-7104-0357-6

FSC www.fsc.org MIX Papier aus verantwortungsvollen Quellen FSC® C106600